はじめに

癌を患っている方、いますぐこれをお読みください。

私は癌を患い、それが完治したことをきっかけに、私の生き方、考え方が大きく変わっていきました。今から思うとあの時癌になったお陰だとしみじみ感じています。癌にはそれだけの働きと力があります。

私は食道に大きな腫瘍ができ、腹部リンパ節にも大きく転移し、食道と胃の一部をを切除し胃を食道代わりにするといわれましたが、手術を断り、抗がん剤治療と放射線治療はやむなく受けました。私は独自に癌を消すことを試み、治療が始まってから六ヶ月後の検査で癌は消えたと診断されました。


癌になったとき、心が沈み込み、暗く落ち込んでいるだけでは、救いは訪れません。

この本で癌から救われていく道をできるだけ詳しく書いていきます。ときにはそんな馬鹿なと書いてある内容に共感できないこともあると思います。でもできるだけ最後までお付き合いください。救いの道は、常識や日常的習慣からはみだしたところに存在します。

はじめに

私の癌が消えたその方法と、その理由を詳しく書いていきます。

私はまだまだ未熟でこの本をつくっていくことに気おくれがありますし、癌は「心の影」だという話に「そんな馬鹿な」と大きな反論、批判が寄せられることを思うと、この本を出すことに気おくれを感じます。でもこれを書くことによって、一人でも癌から救われる人が出ることを願って書いていきます。果たして私が書いたものがみなさんに伝わるだろうか不安ですが、これを書いていくことで私も生長していくだろうと、期待をこめてこの記事を書き進めていきます。同じ内容をくりかえし読まれることになると思いますが、より理解を深めてもらうためと思いあえて繰り返しています。よろしくお付き合いください。

私たちは生きていくうえで、さまざまな不幸や困難に出会います。私は現在八十一歳になりますが、この年になってはっきり見えてくるものがあります。

私たちの人生に現れてくる不幸、困難は「知らない」ことから生じていることが多いとわかってきました。そういう意味で、「知らない」ことは罪なのです。もっと若いときから知っていればもっと違った人生を歩んでいただろうにとつくづく思い知らされています。

令和六年四月　　　　著者しるす

癌を患っている方
今すぐお読みください

私の癌が消えた
その方法としくみ

seiwa 小出版

目次

癌が消えた　その方法としくみ

第一章　私たちが生きているこの世界のしくみを知る

心の法則

あなたはあなたが生きているこの世界のしくみをご存じでしょうか？

自分の人生を振り返って運がよかった、悪かったとあたかも自分以外の力に左右されて生きてきたと思っていないでしょうか？そうではありません。私たちが生きているこの世界は、自分の「心の影」として現れてきています。

イギリスの作家であり自己啓発家であるジェームス・アレンは『心は創造の達人です。そして、私たちは心であり、思いという道具をもちいて自分の人生を形づくり、そのなかで、さまざまな喜びを、また悲しみを、みずから生み出しています。私たちは心の中で考えたとおりの人間になります。私たちを取りまく環境は、真の私たち自身を映し出す鏡にほかなりません』また、『私たちの人生は、ある確かな法則にしたがって創られています。私たちがどんな策略をもちいようと、その法則を変えることはできません。「原因と結果の法則」は、目に見える物質の世界においても、目に見えない心の世界においても、つねに絶対であり、ゆらぐことがないのです』と言っています。

私たちが生きているこの世界は、まちがいなく「心の法則」で支配されています。今のあなたの生きている現状は、いままでにあなたが考えたり、行ったり、喜怒哀楽で生きてきた姿を映しているのです。これがジェームス・アレンが言うところの「原因・結果の法則」なのです。つまり自分で創った原因で、今の結果を生きているのです。

昔から「笑う門には福来る」とか「人を呪わば穴二つ」「奪うものは奪われる」「与えよさらば与えられん」「情けは人のためならず」等々言い伝えられてきた名言は、この「心の法則」を言い表しています。

私たちが生きているこの世界は、この心の法則のしくみで成り立っていることを知ることが、すべての救いへ入っていく唯一の道です。

私が癌を消すことが出来たのも、この心の法則を知ったからです。

宇宙には法則があります。自然科学にも法則があります。法則は変えることができません。法則は一つの統一された心より創りだされたものであり、人間には創ることなどできません。よく「神がいるならどうしてこんな悲惨な出来事から私たちを助けないのか」という言葉を聞きますが、神は法則です。私たちはその法則に従って幸せにもなり、不幸にもなって生きています。法則は公平にはたらきます。私たちは、まずこの心の法則を知ることが救われるための第一歩なのです。

では、「心の法則」について洞察してみましょう。

私が癌という病気になったのは、私の人生において、そうなるべき原因を創っていたからなのです。癌は心のしこりです。自分にとって大切な人との間に心のわだかまりをつくり、その人たちを自分の言動で苦しめてきた私の心のしこりが、時を経て癌という肉体のしこりをつくったのです。

これが神が創った法則であり、また救いでもあるのです。

心の法則とは、「すべての現れは心の影」であるということを表しています。

ここまで読んで「ばからしい、現実からかけ離れている」と思われるかもしれません。哲人エマーソンは言っています。「われわれの眼は心がその存在に目覚めるまでは、面と向かって存在する事物でも見ることができないのである。そして心境が熟してきたとき、われわれはそれを見る」

今のあなたの姿は、過去にあなたが喜怒哀楽の感情を働かし、思いをめぐらし、さまざまな行いで生きてきた結果なのです。過去に自分のまいた種が実を結んでいるのが今のあなたの姿なのです。この流れが連綿と続いて、自分の人生をつくっているのです。

これを「原因結果の法則」といいます。これがしっかりわかればあなたは救われます。

私が食道がんになり埼玉医科大学国際医療センターへ入院したときのことです。

私が入院している部屋は、がんセンターの○棟○号室の四人部屋です。私のベッドの向かい側の六十代前半の患者さんのことが気になるので、まずそのことから書きます。彼のことをTさんと呼びます。

ここまで読んで「ばからしい、現実からかけ離れている」と思われるかもしれません。哲人エマーソンは言っています。「われわれの眼は心がその存在に目覚めるまでは、面と向かって存在する事物でも見ることができないのである。そして心境が熟してきたとき、われわれはそれを見る」

今のあなたの姿は、過去にあなたが喜怒哀楽の感情を働かし、思いをめぐらし、さまざまな行いで生きてきた結果なのです。過去に自分のまいた種が実を結んでいるのが今のあなたの姿なのです。この流れが連綿と続いて、自分の人生をつくっているのです。

これを「原因結果の法則」といいます。これがしっかりわかればあなたは救われます。

私が食道がんになり埼玉医科大学国際医療センターへ入院したときのことです。

私が入院している部屋は、がんセンターの○棟○号室の四人部屋です。私のベッドの向かい側の六十代前半の患者さんのことが気になるので、まずそのことから書きます。彼のことをTさんと呼びます。

Ｔさんはとても社交上手で、コミュニケーションがうまく、看護師さんたちとはいつも話が盛り上がっています。看護師さんの中には、「心配で、心配で」とまるで恋人のように慕っている人もいるほどです。私はその看護師さんたちとの仲良しぶりを聞きながら、羨ましく思いＴさんの人間性に感心していました。

これだけ穏やかで人思いの人がなぜ癌を患わったんだろうと不思議に思っていました。ある日、Ｔさんの奥さんが荷物を持って面会室まで来られました。

コロナの影響で、荷物は看護師さんを通さないと渡せませんが、入り口のところで面会はできるのです。しかし奥さんは看護師さんに荷物を渡すとご主人に会おうともせず、そのまま帰られました。Ｔさんは慌てて携帯で奥さんを呼び止め入口に来てもらったのです。その一日後、再び奥さんが荷物を持って来られました。今度は、奥さんが入り口で待っているのに、Ｔさんは会おうとはされなかったのです。

実は、このことは癌が小さくなっていくか、拡大していくかのとても大切な分岐点と思うのです。なぜ私たちの体に癌ができてくるのか、その原因の一つでもわかればそのことがよく理解できます。

それを理解してもらうためには、心の法則を知る必要があります。病気というものも過去の業の自働的あらわれとして出てきます。日本では昔から「因縁因果の法則」といって語られてきました。これは「原因結果の法則」と同じことです。

すべて自分の心が原因をつくる元になっています。

もう一人、アメリカの哲学者であり、宗教家である R・E・デーヴィスの言葉を紹介します。『今まであなたは古い生き方、古い考え方、感じ方、そして従来からの習慣的行為を棄てるべく自分自身を納得させることができなかったのである。われわれは自分で、これが出てくるにちがいないと感ずる通りのものを実際に体験として実現するものであるから、自分の人生に体験する出来事を変えようと思ったならば、まず自分の心の状態を変えねばなりません』

心の法則とは鏡のような働きをします。鏡に映った自分の姿は、自分自身の過去の想念の姿が具体化した姿であり、それを見ることによって、自分自身の正体を知ることができるのです。今、癌の姿が鏡に映っている人は、それによって自分自身の正体を振り返り、考えてみる必要があるのです。

みずからの心の結果を体験して、みずからの自由意思で正しい道へ戻ることができます。それゆえに悪しく見えることもことごとく向上していく一つの踏み石なのです。

私の場合、食道に大きな腫瘍ができ、胃のリンパ節にこれまた二、八cmもある大きな転移の癌ができて余命一年といわれました。担当の医師から食道をとり、胃の一部もとり、胃を食道代わりにする手術を行いますと言われたのですが、手術をことわり、六ヶ月後にはその医師から「癌は消えました」と診断されました。私が行った方法は、のちほど詳しく書きます。

心の法則は、厳然として私たちの生きているこの世界に存在しているのです。これを理解することが癌を消してゆくうえでとても大切な基本です。

しかし、私たちは長い間、常識や習慣的な考え方にとらわれてきていますので、今までの考え方、特に病気に関する知識や考えを変えるのは並大抵ではないでしょう。

どうか癌を完治するために、あるいは癌を発症させないために、この本に最後までお付き合いください。

まかぬ種は生えぬ

私たちは、自分の身に起こっている出来事や環境をなんとかしたいと思ったら、法則に従う以外ありません。「原因結果の法則」で自分の身に様々なことが起こっているのですから、それを何とかしたいと思ったなら、まずそれを引き起こした原因を見つけ出す必要があります。

善き結果は、明るく正しい心の持ち方が原因であり、悪しき結果は、自分の心の歪や、醜い思いをめぐらしたり、人に苦痛を与えたりした結果であると理解するべきです。

このことを昔から「まかぬ種は生えぬ」と言われてきました。種も蒔かぬのに作物が生えてくることはありません。大根の種を蒔けば大根が生えてきます。これが法則です。

今の結果をみて、自分がどんな種を蒔いたのだろうかをよくよく見つめてみることが大切です。幸いなことに原因となった自分の正体を知り、反省し心を正していくならば、今現れている結果もその変化した心に応じて変わっていきます。これもまぎれもない神の創られた法則です。

ある女性の方ですが、事故により足に傷を負い、治療を続けていたのですがなかなか治癒しないのです。いつまでもグジグジしてなかなか治らないのです。そんなときある人から「あなたは事故を起こした人をいつまでも赦さないで、心がグジグジしているんじゃありませんか」と言われたのですね。

その言葉で「ハッと」女性は気づき、想いを改めて事故を起こした人を許したのです。傷が速やかに癒えたのは言うまでもありません。

もう一つ、悲惨な結果に終わった事例をお話しします。

私の知り合いの男性ですが、今からおよそ二十五年ほど前の不景気の真っただ中の時代でした。彼は新しい仕事を求めて、新聞のチラシ広告に出ていたある運送会社の仕事を行うことにしたのです。その内容は、そこの会社で販売しているパネル車の軽トラックを購入した人に配送の仕事を世話するというものでした。

軽トラックを購入した彼は、仕事の依頼が来るのを待っていたのですが、結局、軽トラックを売りつけられただけで仕事の依頼はきませんでした。彼の怒りはわかります。彼は相手の会社の面接をした部長に電話をし、「待ってろ!今行ってぶっ殺してやる!」と私の目の前で激しい怒りをむき出しにしていました。しかし、彼の良心が人を殺す選択はしませんでした。

ところが、数か月後、彼のお姉さんから電話があり、「〇〇は、関越自動車道の側壁に激突して亡くなりました」と連絡が入りました。

私は、彼の激しい破壊的な感情が、事故を引き起こす原因となったと即座に思いました。一番恐ろしいのは感情です。破壊的な感情ほど恐ろしいものはありません。破壊的な感情は、破壊的な出来事を起こし、暗い感情は暗い出来事を引き寄せます。

これが法則です。私たちはこのよくない現状から抜け出すためには、現在、過去にまたがって悪しき感情をコントロールし、善き感情に変えていく必要があります。

幸いなことに、過去は変えられるのです。心の世界では。

私の体験も一つ。

私には女の子と男の子の二人の子供がいます。まだ二人の子供が小学校の低学年の頃のことです。子供の目の前で妻を怒り、妻を突き飛ばしたのです。突き飛ばされた妻は冷蔵庫に後頭部を打ち付けその場にしゃがみこんでしまいました。

「子供の目の前でとんでもないことをした。妻に障害が残らなきゃいいが」と私はぼうぜんとして、自分のとった行動に自分で打ち負かされていました。黙ったまま、どのくらい時間が経っていたのでしょう。

そのとき、私の頭に言葉が響き渡ってきたのです。「現象がないということは、叩いたという現象もないんだ！」この言葉が響いたとき、「あー救われた」と、とても安堵をしたのを覚えています。なぜ救われたと思ったのかわかりませんでしたが、ただ直感でそう思ったのです。「現象がない」という言葉の意味は、現れは心の影であり、実在ではないという意味です。私の後悔と苦しみが、子供と妻になにも傷つけることがありませんでした。私の苦しんでいる姿を見て子供にも妻にも赦しの感情が生じたからでしょう。

私たちの日常に起こっている様々なできごとは、確固としたものではなく、走馬灯のように、映画のように心の映像を映し出しているだけなのです。そこに救いの法則が働きます。過去の自分の心を振り返り、反省し自分を正しい道へ戻すことで、救いが起こります。

自分の蒔いた種が結果を出しているのが、今の自分の姿です。これを現象といいます。現象は、自分の心の影として現れてきます。癌も自分の心の影ですから、自分の心の働きの結果だとわかれば、何も心配する必要はなくなります。間違ったところを見つけて、一つ一つ正していけばいいのです。

唯心所現

私たちの生きているこの世界は、心の創り出した世界であるということを「唯心所現」といいます。「笑う門には福来る」という言葉は、よく使われていますね。また、昔から「病は気から」と言われています。これらの言葉も「唯心所現」を言い表しています。これらの言葉は、昔から使われてきています。

「笑う門には福来る」という言葉は、経験からことわざになったのでしょう。

まだ医学が今日のように発達していない昔から、これだけ医学が進歩した時代でも「病は気から」という言葉が使われているのは、この言葉に真実が含まれているからでしょうね。

癌を患うと自分ではどうにもならない病気だと決めつけてしまうから、どうにもならないのです。どうにもならないと心で決めてしまうから、やたらと心配したり恐れたりします。多くの人は、このように自分の心で自分をしばって身動きとれなくしているのです。

この心の縛りをほどき、自分の癌は自分の気から始まったと思いなおしましょう。気というのは想念です。自分の心が癌になる元をつくったのです。

いつも愚痴や悪口ばかり言っている人と、明るく悪口など言わない人の人生は同じでしょうか?違いますね。暗い人は暗い人生を引き寄せ、明るく清らかな人は幸せな人生を生きていきます。これが唯心所現です。

心の持ち方は、その人の雰囲気さえ変えていきます。

私の知人のお嬢さんですが、ある日、そのお嬢さんの友達が遊びに来られたとき、お母さんに「私、○○さん(そこのお嬢さん)のようになりたい。○○さんはとても魅力的でみんなに好かれるんですよ。どうしたら○○さんのようになれるかしら?」お母さんは、しばらく考えて、「そうね、あの子の違うところは、ご飯を食べたらいつも「あー、おいしかった。幸せ!」お風呂からあがるといつも「あー、気持ちよかった、幸せ!」と言ってるわね。

このように日常の自分の口から発する言葉は、知らず知らず大きな影響を与えています。私は若い時から怒りっぽく自分のイライラを周りの人にぶつけていました。特に妻にはどれだけ辛く苦しい思いを与えたことでしょう。そんな私が癌になるのは、ごくごく当然だったのです。

私の心が癌という病気を創りだしたのです。

自分の環境を変え、健康になり、幸せになるために最も大切な心はなんでしょうか？それは赦しと感謝の心だと言われています。癌から救われるには、自分が苦しみを与えた人たちを赦し感謝する心境になることが一番です。癌は自分が蒔いた業の流転として現れてきています。その蒔いた種を赦しと感謝の心できれいに浄化できれば、業は自ずから消えていきます。

業は現れれば消えていく働きをもっているのですが、なぜ多くの人がそのまま癌を現わしていくのでしょうか？

自分のまいた種をそのままにして何ら変わることがないから、業が継続しているのです。懺悔と反省の心、赦しと感謝の心が足りないからです。そのことに気づいていないからです。私たちは癌にかぎらず、さまざまな病気や欠乏、不幸を繰り返し体験しています。なぜ繰り返すのでしょうか？正しい法則を知らないからなのです。

次に、癌になったことを契機として、自分の人生に進歩、向上をもたらすことがとても大切です。実は癌になった本質はここにあります。

私たちは善きことをすれば心が喜び、悪いことをすれば暗く後ろめたい気持ちになります。それは私たちには魂の向上ということが、生きることの根底に埋め込まれているからに他なりません。魂の向上こそが生きる目的だからではないでしょうか？

癌になったのも正しくない自分の生き方を、正常な道に戻すためと考えられませんか？

私は抗がん剤治療で入院中に、時間がたくさんありますので、自分の人生を振り返り様々なことに思いを巡らしました。そうするうちに今後生きていく指標がはっきりとわかってきたのです。そうしますと癌になったことが無駄でなくなり、不思議と癌に感謝することができたのです。癌に対する不安や恐れはありません。私はすでに救われているとさえ感じていました。

人生に起こってくる一切のことは、自分に進歩向上をもたらす要因であると思うのが正しい道だと思うのです。そうすると一切のできごとに感謝できます。

明るい運命をつくる第一の念は、感謝の心だと言われています。何をやっても感謝の心がなければ、なかなか思うような結果は現れません。救いの波長と感謝の波長は不可分で一体です。

感謝の気持ちなど到底起こらないほど、苦しく辛い時の感謝ほど尊いものはありません。そういう状況でできた感謝は本物であり、強い力を持つからです。大きく救われた人は、間違いなく人生の苦難のなかで救いを見つけた人たちです。苦難の中で救いを見つけたのですから、その感謝もひとしおではありません。

実は、この苦難のなかに救いが隠されているのです。私たちは、平穏でなにげなく生活をしているときには、そんなに救いも求めませんし、感謝の心も強くでてきません。苦難のなかに、私たちを導いてくれる宝が埋め込まれているのです。

その宝を見つけた時の喜びと感謝。それこそが私たちを大きく進歩へと導いてくれます。その喜びと感謝で私たちは救われ、自分をとりまく環境が変わってきます。それこそ唯心所現なのです。

今、あなたが苦境にあるのなら、ただ辛く苦しむだけでなく、心を鎮めて、この苦難は自分にどんな意味をもっているのだろうかと深く考えましょう。癌という困難な病気の現れのなかに、あなたを導く価値が埋め込まれていると知るべきです。そこに神の導きがあるのです。

この世界には、悪しきことは存在しないのです。悪しきと見えることも善の姿の変身とみることができます。必要なのは、この苦難に挑んでいくあなたの強い心です。その人に解決できない苦難は与えられないのです。

共存共栄のルール

猿の集団には猿たちが生存していくためのルールがあります。同じようにそれぞれの生きものの世界には生存のためのルールがあります。

私たち人間社会にも私たちが生存していくためのルールがあるはずです。それは何だろうかと考えてみますと、それは「共存共栄のルール」ではないかと思います。

幸せを生きていく人と、そうでない人を見てみますと、人のためになり、人にやさしく、親切な人は幸せな人であり、身勝手で人を傷つけるような人は、人から嫌われ幸せを生きているとはいえないですね。私たちの社会が調和をもって生存していくのに、もっとも邪魔なのは自分さえよければいいという身勝手さです。

共存共栄のルールに反する人は、排除されるようになっていきます。たとえば癌になったり。共存共栄のルールからみると無用のものは滅びていきます。商品でも無用のものはいつのまにか消えています。

先日、テレビで観たのですが、百歳を超えた女性の理容師さんはまだ理容技術も確かで、現役として働いていらっしゃいます。いくつになっても世の中の役に立つということが共栄共存のルールに合致し、元気でいられるということではないでしょうか？

よく怒る人、こうした人は共存共栄のルールに反します。人を苦しめ、まわりを暗くします。こうした人は病気になりやすくなります。私がそうでしたから。

悲しむ人もまわりを暗くします。必要でない悲しみを起こす人も病気になりやすいですね。

「病は気から」のルールも働きますし、共存共栄のルールも働きます。

悪口や陰口を言う人もまわりを暗くし、住みにくくします。そうした人も病気を呼び込みます。

この世の中に必要な人は、人から愛され、心の安定した幸せな人です。それが共栄共存のルールです。私たちが癌にもならずに穏やかに人生を過ごしていくには、世の中を住みよくする働きをすることが大切です。

「トイレの神様」という歌がありましたが、人の嫌がるトイレ掃除やゴミ拾いといった仕事をすると善いことが起こってくるというのも、共栄共存のルールに当てはまっているからではないでしょうか。日本には古くから「陰徳を積む」という格言があります。人の知らないところで善いことをしていくということですね。それが自分に善い報いとして帰ってくるということです。

こうした格言はたくさんありますけど、私たちは、どれも確かなルールに基づいた言葉だと理解をせずに、今まで心の在り方に注意深くなかったのではないでしょうか?腹がたてば怒るし、悪口や非難もどんな結果が自分にもたらされるかなど考えてみることなどなく日常的に行っていたはずです。こうした倫理観に基づいた教育が子供のころから行われていたなら、社会ももっと住みやすくなっていたと思います。

私たちの不幸や、思い通りにいかない人生は、「知らない」ことからくる自業自得の人生だったのですね。私も癌を患ってから、このことを嫌というほど思い知りました。この本を書き始めたのも「知らない」で辛く苦しい思いをかかえて生きている人たちに少しでもわかっていただく、それを私の仕事にしようと決めたからです。科学万能の今の時代に、心の法則を語ってもどれだけ受け入れてもらえるかわかりませんが、誰かがやらなければならない仕事だと思っています。

知らないことは罪です。自分の人生は、自分の心の影だということを知らないと、自分のみならず家族やまわりの人にまで余計な苦しみや辛さを与えてしまいます。自分の心で自分の人生を不幸にしているのです。世の中に幸福な人が少ないのも、大切なことに目をつぶって、でたらめな生活を送っている人が多いからではないでしょうか。こうしたらこうなるというルールを知らないと折角の人生を台無しにしてしまいます。

「共存共栄のルール」をわかりやすくまとめると、人が喜び、人の役に立つ働きをすると人間社会で必要とされ、反対に人に迷惑をかけ、身勝手な生き方をすると人間社会から排除される人生になるということです。人類意識が人間の生きる世界に秩序をもたらすために、この共存共栄のルールを自然とつくってきたのではないでしょうか。このルールがなくて、私たちがそれぞれ勝手な生き方をしても、人生になんら影響がなかったら、この世界はどんな様相を現すでしょうか?ルールや法則は実に「見えざる守り神」の働きをしています。

観念に縛られる人生

私たちが癌になったり、さまざまな病気をしたりするのは、「癌やその他の病気はある、人は病気をするものだ」という観念があるからです。もし私たちの心に「病などない」という観念が確立されていたら、今よりもっと病気をしない人がたくさんいるでしょう。

催眠術にかかった人に、術者が「あなたの腕は重い。上げようと思っても上がらない」と暗示をかければ腕を上げようと思っても上げられません。これは腕を上げようとする意志よりも、上がらないという観念が強いからです。一度人前であがってしまった人は、その次からあがり症で苦しみます。失敗で心が傷ついた人ほどあがり症がつよくなかなか治りません。「私はあがり症だ」という観念に縛られてしまうからです。

観念を変えない限りあがり症から抜け出すのは難しいのです。ですから何度も繰り返して人前で話す練習をして「私は人前で話せるようになった」と観念を変えていくことが必要です。私はその第一段階として「私はあがりながらでも人前で話せる」という体験をしていただいています。観念を正しくしていくことが大切です。これを「観の転換」といいます。

実は、私たちはおそろしく歪んだ常識という観念の世界に生きているのです。私たちが生きている世界では、政治家や医学者、学者、科学者といった知識層の人たちの大きな影響下に生きています。たとえば私たちは生まれたときから現代医学のお世話になっています。医学者の語る説には疑うこともなく従います。

そうした知識層の人たちはこの世界を物質界とみなし、人間は肉体で構成されている存在だとみています。ですから肉体に作用する薬とか、治療法にばかり力を入れて、「病は確かな存在だ」という観念を私たちに与えています。

この常識、考え方、習慣的思考が私たちの観念に染みわたっています。そこから導き出される観念は、人間は肉体であり、常に病気になる危険にさらされているといったものです。確かに医学は発達し、救われた命はたくさんあるのは事実ですが、病人は一向に減らず、ますます増えていくのじゃないかとさえ思われます。この世界を物質界とみる考え方や思考は医学に限らず、教育や栄養学などさまざまな分野に行き渡っています。

宗教界と言えば社会的に問題を起こしていたり、争いを神仏の意志だと言っている宗教もあり、正しい教えの宗教があっても、なかなか人々に広く受け入れられる状況にはありません。私たちは社会に大きな影響を与えている現代社会の知識や観念にどっぷりと浸っています。真理が隠されているのが私たちが生きている世界の現状です。そうした社会に生きている私たちが、常識や習慣的思考を覆して真理へ至るのは並大抵ではありません。私がこうして確かな道を述べても受け入れてくれる人はごく僅かかも知れません。

人間が苦しんだり、病気になったりするということは、ものの観方や考え方が間違っているからだといえます。私たちの不幸は、正しい生き方をしていないことから起こると述べてきました。今、自分がかかえている常識や考え方、観念を変えない限り、この病に侵されたりする世界から抜け出すことはできないでしょう。

「知らなかったことを知る」ここから新しい世界が始まります。ほんとうは、みんなうすうす心が支配する世界が、今の生活の奥に横たわっているのではないかと感づいているのではないかと思うのです。でもそれを自覚しないで、今現れている癌やその他の病気、あるいは出来事は、自分が創った心の影であると気づかないから、どうにもならないと決めてかかり、心配したり恐れたりします。私たちには気づきがとても大切です。気づきが人生を変えていくのです。

ほとんどの人は、自分の心で自分を縛って、苦しんだり、あきらめたりしています。これらは自分の心の影だと知り、その原因に思いを巡らしていくようにすれば、いままで見えなかったものが見えてくるようになります。

この世界に現れたものは、本来なら自然に消えるようになっています。原因をそのままにしている限り、この消えるという業の本来の働きはなかなか出てこないのです。「知らない」ことで私たちは無用な苦しみを生きています。

R・E・デーヴィスは次のように言っています。

『自分の人生が自分の心に描く通りになるように、展開してくることを、あなたは心の中では知っていたかも知れないが、あなたは古い生き方、古い考え方、感じ方、そして従来からの習慣的行為から抜け出すべく自分自身を納得させることが出来なかったのである。

自分の人生に体験する出来事を変えようと思ったならば、まず自分の心の状態を変えなくてはなりません』

自分の考え方や想いが暗く否定的な人の観念は、暗い人生を引き寄せるといいましたが、ではその人は自分の心の状態をどのように変えたらいいのでしょうか?

それは徹底感謝です。今、どんなに辛く苦しい状況でも、その現れは過去を清算し、さらに正しい道に自分を導いていく現れであると思って徹底感謝を行うのです。感謝の心の中には暗さは微塵もありません。感謝が運命を変える最高のパワーだと言われています。私は癌になったとき、これは「神の栄光の現れんがためである」と感謝していました。

第二章　肉体人間と霊的人間

人間とは何か

ほとんどの人は、この肉体が人間であると思っています。私たちの五官に触れるのはこの肉体ですから、この肉体が自分であると思うのも当然ですね。でも肉体はそれ自体では生きていません。「私の体」といいますね。ということは体は私の所有物であるということを言い表しています。この肉体を生かしている本体が私です。つまり私という人間は、この肉体ではなく、この肉体を生かしている本体だということになります。

前に私たちの生理機構をつかさどっているのは神だと書きました。私という肉体を生かしている本体が私だということは、私は神から自分の生理機構を使わせてもらっている、ということになります。私の肉体の主体が私でも、私は自分の力で心臓を動かしたり、肺に呼吸させたりする力はありません。神が私の肉体から去れば、どんなに私の肉体が健全であっても、私の心臓はとまり、肺の呼吸はとまります。ですからこの肉体の真の主体は神だということになります。

自分の肉体の持ち主である私には心があります。心には二つあると言われています。現在意識と潜在意識です。この潜在意識に何を印象づけるか、何を注文するかによって、現れてくるものが決まってきます。潜在意識は私の心でありながら、私にとって好むと好まざるにかかわらず、印象したものを現します。憎しみの感情、悲しみの感情、感謝の感情など与えられた印象に則った現象を現します。これが私たちの運命です。この潜在意識の働く人間を「肉体人間」といいます。

肉体人間と霊的人間

ガンを患ったり、その他の病気を現わしたり、さまざまな環境をつくりだすのは、この潜在意識の働きです。自分の常日頃の思いや行いと密着しています。これが「現象は心の影である」という真意です。潜在意識は「心の法則」に従った働きをしているのです。

このことがわかると、いかに普段の思いや行いが大切かということがわかります。今、私たちが心に起こしている喜怒哀楽や願いという想念がこの先の自分の姿となって現れてきます。

これを「現象は心の影」であると言っています。

人の役に立つ働き、人を喜ばす働き、明るい心、喜びの心、笑い、感謝の心など自分が望む心。一方、怒り、憎しみ、嫉妬、羨望、非難、批判、悪口、悲しみ、不安、恐怖、身勝手な行いなど自分の望まない心。どちらを潜在意識に与えるかがとても重要だということがお分かりだと思います。潜在意識の法則を知っているか、知らないかで自分の運命が決まります。現れは「心の影」であるということは、自分の運命は自分の心が創っているということですね。運命は命を運ぶと書きます。運命は自分で運んでいるのです。

幸福、健康、豊かさ、不幸、病気、貧乏などの人生をつくっているのは、この肉体人間だということがお分かりになったと思います。「善」を内容とする言葉（想念）が幸福や豊かさ、健康を創り出しています。「悪」を内容とする言葉（想念）が病気や不幸や貧乏をあらわしているのです。

でもこれは言葉（想念）がつくった現れですので、五官の感覚に見えているだけなのです。だから言葉（想念）を変えることによって癌などの病気が消えたりするのです。不幸、病気、貧乏が厳然とした存在なら、消せるはずがありません。

この世界は自分の心の影であるということは、たとえ失敗をしたとしても、どうして失敗したかという反省によって、次なる成功へいたる道筋だということになります。今、あなたの生きている環境や仕事や地位は、「自分にはふさわしくない。これは好ましくない」と考えられているかも知れません。

でも今の状況から抜け出すには、実力が必要です。つまり今の状況からぬけだす実力をつけることが先です。人生は魂の修行をする場ですから、魂がそこを終了するにふさわしくなったら、次なる世界が開けてきます。それが私たちの人生であり、神の導きです。

私たちはいつでも今の環境や仕事などから他の環境や仕事に変わることはできます。「自分にふさわしくないから止めた」といって変わっていけばいいだけのことです。でも変わってもまた同じような状況が生じます。自分に課せられた人生学校のその課程をまだ修了していないからです。

私たちには「無限の可能性」が与えられています。その可能性を引き出すためには、それぞれに与えられた境遇で努力をする必要があります。今の境遇は、そこで努力をすることが、自分の実力をつけていくのに最も適当な境遇だからです。自分に実力がついていくことで、次の世界が開けてくるしくみになっています。

人間はほかの人に対してやったこと、与えたことを自分にやがて報いられることになります。これを「業の循環の法則」といいます。自分の表の心（現在意識）は、「人に苦しみを与えたけど、その代わり自分が助かった」とほくそ笑んでいても、潜在意識は「業の循環の法則」に基づいて罰するのです。これを自己処罰といいます。不幸な出来事や病気などは、自己処罰の姿でもあります。これが心の法則のはたらきの一つです。

私の例なのですが、ある時、車を運転していて信号待ちで停車しているところに、後ろから追突されました。私に落ち度はなく一方的な事故です。すぐ警察に連絡しましたが、場所が信号のある交差点ですので渋滞が起こりました。相手の運転手はたくみに車を移動しようと言います。車を空地へ移動することにしましたが、相手の運転手は隙をついて逃走していきました。私は警察官が来るのを待って相手の車のナンバーを通知しましたが、結局、警察からは中途半端な連絡があっただけで私の泣き寝入りになりました。

この時、私はあることを思い出しました。それより以前に、私は仕事で配送中に、ある家の前で車をバックしていて、うっかりその家の前に駐車していた車にぶつけてしまったのです。ガチャンと大きな音がしました。その音でその家の人が出てくるだろうと待っていましたが、一向に出てきません。しばらく待っていましたが、私は卑怯な考えを出して、そのままその家の人に詫びることなく逃げてしまったのです。

先の事故は、私が与えたものが与えられた、業の循環の法則により起こった自己処罰だったのです。自己処罰も人間の本質の一つです。

過去・現在・未来

私たちは、過去と現在を生き、次なる未来へ備えて生きていると思っています。まず過去を考えてみましょう。過去はもう過ぎ去っていますから生きているとは言えないですね。過去を生きていけるのなら、昨日、あの人にあんなことを言って傷つけたから、昨日にもどって取り消してこようと生き直すことが出来るはずですが、できないということは、もう過去を生きてはいないということになります。昨日のことに限りません。ほんのちょっと前でも、もう過ぎ去っていますから生きてはいません。

未来はどうでしょう。未来はまだ来ていないのですから、当然私たちは未来も生きていません。では現在に生きているのでしょうか?現在はいつから現在というのかも決まっていません。現在という時間の感覚は実に曖昧です。○、○○・・・・○一秒でも経てばすでに過去です。自分の言った言葉や行いは瞬時に過去になっていきます。つまり、この一瞬前はもうすでに生きているとは言えないのです。過去から現在へつながっているのは、自分の心、思いだけです。

では、私たちはどの時間を生きているのでしょうか?

私たちが生きている時間は今しかありません。今と言っても時間で計測できる範囲はありません。私たちは無時間の瞬間世界を生きているということになります。

今起こした感情や想念が過去に流れていき、それが私たちの未来に現象として現れてきます。私たちの未来は、今の感情、想念で決まるのです。

私たちは、過去、現在、未来を生きているんじゃなくて、今を生きています。念という言葉は、今の心と書きます。心という表現より、念には心の力強さを感じます。念ずるという働きが入っているからですね。私たちの今の想念や感情には念ずる力を含んでいます。今の生き生きとした想念や感情ですから。

この念が私たちの潜在意識に蓄積され、自分の未来を構成していきます。まさに生きているのはこの想念や喜怒哀楽の心なのです。

私たちが幸せになるには、今の時間がどんなに大切かお分かりになりましたでしょうか。今、暗い想念や怒りといった感情を発していると、間違いなく未来はそれに応じた姿を現します。癌といった病気は、そうした流れの中で現れています。幸せになる最も大切な感情は、感謝の思いであると言われています。自分の力で幸せをつかんだのなら感謝をする必要はないのでしょうが、私たちは共存共栄の働きの中で生かされています。見えざる人たちのお陰なのです。「ありがとうございます」の言葉があなたの未来を幸せにします

過去を生きていないといいましたが、私たちは、時に過去を生きているときがあります。

それは過ぎ去った出来事を思い出し、その時の感情を忘れずに思い出しているときです。思いだすだけならいいのですが、その時の喜怒哀楽を今に持ち越して辛い思いなどをかかえたりしています。持ち越し苦労とも言います。「過去はない。過ぎ去った」と割り切らないと、過去の出来事でいつまでも自分を傷つけ、悪しき未来をつくっていきます。

もう一つ、取り越し苦労というのがあります。今の生きている時間を使って、まだ来てもいない未来を心配する心です。失業したらどうしよう、癌になったらどうしようといった具合にです。私たちは幸福、不幸の間を揺れ動いている不確実な人生なんですね。それで取り越し苦労が存在するんでしょうね。でもこれも努力して止めねばなりません。わざわざ自分の人生を傷つけ、望まないものを引き付けているからです。

私たちの人生は、今のこの時に発している波長の連続が織りなして、未来を形づくっているのです。人生は今を生きているだけなのです。これが人生の本質です。私たちは本質を知らないから、過去、現在、未来に心をとらわれすぎています。

生きている本質は、今に存在するのみです。今まで生きてきた人生で必要なのは、自分が生きてきたなかで、自分の間違った生き方に対する浄化です。反省と懺悔です。今の真摯な心は、過去も変えます。

私たちは、「今」に立って、過去、現在、未来を支配する力をもっています。過去も現在も未来も放し、過去、現在、未来から飛躍する。過去、現在、未来、本来なしと理解するのです。本来、過去も現在も未来もないということは、現象もあるように見えてないということです。現象は、現れては消えていっているのが本来の姿です。自分がつかんで離さないからいつまでも現象にふりまわされるのです。癌が消えていく原理はここにあります。癌も現れに過ぎないことをよく理解することが大切です。

五官の認識の世界

五官とは、眼、耳、鼻、舌、身のことをいいます。身は皮膚と理解されています。私たちが生きている現象世界とは、この五官で感じる世界ということでもあるのです。私たちが病気になったり、人間関係で悩んだり苦しんだり、人生上の困難などの原因を作り出している世界です。また私たちの心に生じている厄介な欲望、欲情がこの世界を悲惨な状況にしている原因でもあります。この肉体に所属する欲望、欲情をどうコントロールしていくのかが私たちの人生で大きな意味をもってきます。

人間関係の問題は、相手の人間性や欠点をとらえることから起こることが多いですね。赦す赦さないの問題であり、嫌悪感をともなう感情の問題でもあります。肉体人間は誰でも欠点をもち、不完全です。この相手の欠点や不完全を自分のなかでどう処理していくかが、この問題の解決につながります。

まず私たちの欠点や不完全は、五官で感じている認識にすぎないことを知るべきです。その人の生命の本質ではないんです。自分の認識が相手に映って、相手がそれを現わしているように見えているだけなのです。

わが子が不完全な肉体で生まれてきたら、それに不快感を感じますか？わが子の欠点と思いますか？思わないですよね。生きているわが子は、かけがえのない存在だからです。人間の本質にとって、現象に現れている欠点や不完全は、現れにすぎず、わが子の生命そのものは輝きをもつ価値ある存在であることを直感で知っているからです。

ここに人間関係の悩みや問題から抜け出す道があります。人の欠点や不完全は本来ないと認識すべきです。そう現れて見えるのは、自分の認識の問題だと観点を変える必要があります。

肉体に所属する欲望や欲情にどう対処したらいいのでしょうか？

ジェームス・アレンは次のように言っています。

『私たちの心が邪悪な思いで満ちているとき、私たちには、いつも痛みがつきまとう。雄牛を悩ます荷馬車のようにして。もし私たちが清い思いばかりをめぐらしたなら、私たちには喜びばかりがつきまとう。私たち自身の影のようにして』

また『誤った思いを選んでめぐらしつづけることで、獣のような人間へと落下することもできるのです』とも言っています。この肉体にともなう私たちのやっかいな想念が、自分の人生を曇らし、辛い状況を引き起こしている大きな原因となっています。私たちは、この欲望や欲情を「自分の求めている意志」だと思って捨てがたく思います。

でもこの想念は、肉体に所属する意志にすぎません。自分の霊的生命からくる想念ではありません。これもコントロールする練習で、浄化されていきます。

私たちはこの世界において欠乏や貧乏、倒産といった経済問題もかかえています。私も繰り返し経済的な困難を体験しながら生きてきました。これもその問題の本質は、自分の心の問題ととらえるべきです。「奪うものは奪われる」という因果の法則が働いています。

自分の利益ばかり考え身勝手な思いでする仕事は、いつか行き詰まります。世の中の優れた人物や、会社の理念などを参考にし、仕事の正しくあるべき道へ修正することが求められます。

人生に現れるさまざまな困難や苦しみにはどこかに解決の道が隠されています。八方塞がりに見えるときでも天の一角は空いています。そしてそうした困難も実のところは、五官に見える認識にすぎないのです。困難は、私たちの心に映った自分の影であり、見せかけにすぎないのが困難の本質だと理解するときがいつかきます。

こうしたさまざまな問題から抜け出し、解決していく道は、生命の本質である霊的人間が自分の生命の本質であるという認識のなかにあります。

肉体人間、霊的人間の両方を生きているのが私たちの本質ですが、多くの場合、霊的人間であるという意識は普段持ち合わせていないのが実情です。しかし私たちの人間としての進歩、向上はこの生命への理解なしにはありえません。私たちの人生を幸福に導いていくのもこの生命への理解なしにはありえません。そして、あなたの認識が変わり、意識が高まれば、さらに学ぶべき書籍や情報が自然と目に触れるようになってくるでしょう。それも神の働きです。

自他一体

私たちは肉体の観点から考えますと、自分の身体、ほかの人の身体と明らかな区別があります。人が美味しい食事をしたからとて、自分が同じように美味しいと感じるわけではありません。この区別観が肉体人間の特徴です。ですから他の人を押しのけても、自分の利益を優先にして生きていく傾向があります。

ところがこの人生観が、私たちを不幸にし、困難な人生を生きる原因をつくって、私たちに大きな問題点を投げかけているのです。そこで正しい人間観を知ることが大切になってきます。

私たちは自分の体を使って生きていくように定められていますが、その私の生命は、神によって創られています。こんな精巧な生命を自然には生まれません。だいいち、人類のすべてが、皮膚の色や人種や顔こそそれぞれ異なっているものの、心臓や内臓など、目や鼻や口の配置など同じに創られています。これは統一された一つの知性によってつくられたという証拠にほかなりません。

人間だけではありません。全ての生き物、自然、宇宙、これらが偶然できたといえますか？ 統一された意志が働いているからこそすべてが調和され、生命は同じ法則で寿命を全うしています。私たちが同じ神から創られた人間であるということは、他の人と自分とはつながりがあり、自分だけで生きていけばいいなどということはありえません。人と自分とは神の命のつながりにおいて、「自他一体」なのです。

私が癌で入院したときに、人生の指針について考えていたとき、この「自他一体」を生きることが今後の生き方なのだと知りました。今までの生き方で私に一番欠けていた視点であり、私の最大の欠点だったと知ったのです。

それともう一つ、「今を生きる」という指針です。この私の今後の生きる指針が決まったとき、癌を患ったことに感謝していました。そして入院中には、神からの導きを感じ、私が癌になったのは神の栄光の現れんがためであったと知りました。私は癌にならなければ、到底この理解に到達していません。

肉体人間と霊的人間

神に生かされている私は、肉体人間として生きる自分と、霊的人間として生きる両方の生命を生きています。これは私だけではありません。すべての人が肉体人間と霊的人間を生きています。生きているというより生かされています。あなたが知っている知っていないにかかわらずです。

肉体人間の世界は、五官の認識の世界ですから、対立、闘争の意識が働いています。しかし、生命の本源である霊的人間の世界においては、対立、闘争はなく、調和の世界です。ここが「自他一体」の世界です。私たちは、霊的人間の世界観を肉体人間の世界にもちきたさねばなりません。

神に創られた私たちの生命の本質が、「自他一体」ですから、人の役に立つこと、人を喜ばせること、感謝することが幸せになる因であるということがよくわかります。

身勝手は肉体人間に所属し、無我の愛は霊的人間に所属するといえます。肉体人間の認識にこの「自他一体」と「無我の愛」を与えて、私たちを導いているのが、心の法則です。法則は神です。

肉体人間に所属するものに損得の感情があります。社会には理不尽なことがたくさんあります。それによって自分が理不尽な思いをしたり、損を受けたりすると自分の感情が乱れます。乱れるだけならまだしも怒りの感情に襲われたりします。

法則から言えば、たとえ自分の側に責任がなくても、その想念の結果を未来に受けるのは自分自身です。結局、二重に不利益を受けることになります。これも現象世界の不幸を現す原因の一つです。

こうした自分に関係のない事象で自分が損する事態になったとき、一体どうすれば正しい道を歩むことになるのでしょう。私たちは、「与えたものが与えられる」という法則が働いている中で生きています。私たちもいままで生きてきた中で、知らず知らずのうちに人に迷惑をかけてきたり、人を傷つけていたりしたことがあるかも知れません。そこへ思いをはせて、相手の理不尽を赦し、心から放すように心がければいいのです。難しい修行ですが、繰り返しの体験で可能になってきます。人生は魂の学校であるというのは、このことを言い表しています。

霊的人間である私たちは、肉体人間を超越した、神に導かれている生命です。神との接点を持っている生命です。ここは自覚の世界です。私たちの生命の本質に迫って、「本当の自分」を知ることが私たちが生きる上で必須なことなのです。

霊的人間の生命は、神の「意識的顕現」であり、肉体人間は、神の「意識的顕現の座」なのです。これが「本当の自分」であり、私たちには神が宿っているのです。

第三章　自分の命は誰が生かしているのか

人間観の違い

私たちは母の胎内から生まれます。この事実から観て自分は母の子であり、母から肉体として生まれた物質人間であると思っています。

実はこの人間観が、私たちの人生にさまざまな不幸や病気をもたらす原因になっています。健康をめざして頑張って生きていながら病気になる人は多いですね。また幸福を願って生きていながら不幸になる人も多いですね。それは何かが間違っているからではないでしょうか。

どんなに学問を学んでも、人間を物質であると観ているかぎりは、この間違った状況から抜け出すことはできません。

多くの人は、起こってきた結果だけを見て、なんとかその現象を修正しようとします。病気になれば、その病気に効く薬に頼ろうとします。もちろん医学の進歩で私たちは薬などにずいぶん助けられてはいますが、一向に病人は減りません。人間の根本を知る機会がないからです。現れはすべて結果であり、心の影ですから、その影だけをみて、いろいろ修正しようとしても本当の解決には至りません。癌などの病気も手術などで切除し、いったん治ったかにみえながら、再発する人が多いですね。

自分の命は誰が生かしているのか

では本当の人間観とはどのようなものなのでしょうか。

まず、人間は肉体であると観ないで、人間は生命であると観ることが大切です。私たちの肉体を生かしているのが生命ですね。人間にこの生命がつくれると思いますか？

確かに人間は、母の胎内に宿りますが、母が人間をつくることはできません。心臓や脳や目など人間の能力では到底無理です。ましてや知性や個性をもった生命を人間がつくれますか？

人間が生まれるための法則が人間をつくっていると思いませんか。

法則は神です。神が人体のしくみをつくり、それを使って生命を宿らせ、生まれてくると理解すべきです。もし、統一された意志を持ったものではなく、自然現象で人間が生まれるなら、目の位置、手の位置、生理機構など全人類がすべて同じに生れることがありえるでしょうか？

人間がすべて同じに生れるということは、間違いなく統一された意志の働きであり、法則だからとしか言いようがありません。

人間は、神の意志と法則により生まれた神の命なのです。

水道の蛇口から水が出てきたから、水は水道の蛇口でつくられたとは誰も思いません。水の本体は水蒸気であったり、湿気であったり、雲であったりする水という理念です。水道は水の通る通路に他なりません。母も人間が生まれるための通路と考えたらわかりやすいと思います。人間の本体は生命であり、肉体は生命の道具であり乗り物みたいなものなのです。「私の身体」と言いますでしょ。私と身体は別なものであるということを言い表しています。人間の本体は、肉体ではなく生命です。こう考える人間観が正しいのです。

物質的人間観

私たちは今までに生きてきた経験や知識ですべてを判断しようとします。そのため物質に幸福があると思い、豊かな物質を獲得しようとして必死です。また肉体の快楽を求めて生きています。

これらは肉体人間として生きている一面ですので、私たちには避けられない生き方でもあります。この生き方を物質的人間観といいます。たしかに言えることは、この人間観が私たちの人生に不幸や病を現わしているのです。癌もこの一面的な歪んだ生き方が引き起こしたとも言えるのです。

人間観とは人間をどうとらえるか、どう観るかということに尽きます。

自分の命は誰が生かしているのか

私たちを取りまく環境は、この肉体の快楽を満たすような状況に満ち満ちています。テレビでは美味しい食べ物の紹介のオンパレードです。見るたびに食欲をそそられます。美味しいものを食べることに最高の価値があるかのような錯覚を与えます。貧困にあえぐ子供たちもたくさんいる社会であるのにもかかわらず、そうした状況への配慮は一つもありません。

小さい時からこうした環境で育った子供は、食べることへの謙虚さとか感謝といった心はなかなか育ちにくいでしょう。与えられたものを感謝していただくという、人としての美しさが見失われていきます。

性風俗の乱れも、人間は肉体であるという人間観にとらわれてしまっているからこそ、社会にはびこっています。でも私たちは心のどこかでそれは間違っていると感じています。そんな状況は美しくないからです。

私たちの心深くにある正念は、正しく生きることを求めているから、間違いを感じているのです。その心深くの正しく生きたい思いに反することを行ったとき、自ら自己処罰を行い人生に醜い状況を心の影として現します。

物質にとらわれ過ぎると、生活が乱れ、人生から調和が失われ、穏やかな生活とかけ離れた状況が生まれます。物質は五官の眼で見えているだけの影に過ぎないからです。

本当は、心の奥底にある、善や美しさ、正しさ、愛がほんとうに在るものなのです。ほんとうに在るものに心が振り向いたとき、穏やかさが訪れます。

私たちが常識的に受け入れている物質として観る世界、それに対する欲望、それをどうコントロールしていくかが、私たち人間に課せられた課題でもあります。幸せを生きるには、この物質的人間観からの脱却が必要です。

心の働きから観る人間観

私たちの人生は自分の心を反映したものであり、すべては「心の影」であると観るのは、「心の法則」からくるものであり、私たちの人生に不幸や病などを現している状況を修正するには、この「心の働きから観る」人間観が必要です。

現れは、心の影であるというのは、私たちは自分の言葉・想念で人生を形づくっているということです。自分の心の中に、人の欠点をつかんだり、非難したり、憎んだりといった悪念を持っていると、その影としてよくない環境が現れ、明るく正しい善念を持っていると善い環境が現れます。

ということは、今、自分の環境に善くないことが現れている人は、自分の想念がどんな姿なのか、あるいは過去に人を憎んだり、恨んだり、非難したりの悪感情をもっていなかったかどうか、振り返ってみる必要があります。

私たちの魂は人として優れた生き方を求めています。人間は自分の「善」と思うところに行動しようとする衝動を備えています。ですから自分として「善」ではない思いをつくったらそのままですますことは出来ないのです。償いとして、あるいは自己処罰として、自分に苦しみをもたらす環境を現すのです。これは私たちの人生にとって、とても大切なところです。

自己処罰の心の中には、自分は悪い人間だという思いが潜んでいると考えられます。「人間は罪の子だ」とか、「罪悪深重の凡夫」といった言葉で、昔から私たちの心に罪の意識を印象づけられてもいます。


私たちは心のなかにどういう観念をつくっているかが、人生を決定づける重要な鍵です。あがり症の人は、「自分はあがり症だ」という観念を形づくっているから、人前で話すことが怖く、人生に大きなマイナスをもたらしています。

自分の心の中の「罪の意識」をなくし、正しい観念に変えていくことは、自分の人生から不幸や病をなくしていくうえでとても大切です。


私たちは長い間、一般的な社会通念や常識、知識にしばられて生きてきました。それが正しい人間観なら、私たちはこんなにも苦しく辛く、時には悲惨な人生を生きることにはならなかったでしょう。

人間を肉体として観る人間観や、豊かに物質を手にする手段が間違っているから、私たちが生きているこの世界は、病気は増え続け、病人は多く、社会は多くの犯罪で悲惨な状況になっています。

自分の心の中に明るく豊かで愛に満ちた観念を創っていくことで、私たちは間違いのない安定した穏やかな人生を生きていくことができるはずです。

では、どうすれば心に潜む罪の意識や物質的人間観をなくし、正しい観念をつくっていくことができるのでしょうか？それには「人間は神の子だ」という人間観を理解することからはじめるのが必須です

神の子として観る人間観

神が母の体内を使い、人間の命を宿らせたとすれば、人間は神の子です。肉体は見てのとおり物質ですが、それは私たちの五官（眼耳鼻舌身）で観ているからそう見えているだけです。

神の意志で生まれているのですから、私たちの肉体の本当の姿は、神の振動体、あるいは神のひびきを持った身体であるのです。人間は肉体であるとだけ観ているのは表面的すぎるので

す。肉体はただの物質ではないことを深く理解することが、正しい人間観であり、新しく人生の扉を開く鍵となります。

子供ができる生理的法則で母の体内に生命が宿ります。その事実から父や母は、「この子は自分たちがつくって生んだ」と思っています。自分たちの意志で、あるいは力で子供がつくれるなら、男の子をつくろうとか、女の子にしようとか父や母の思うように子供はつくれるはずですし、あるいは障害をもった子供はつくろうと思わないはずですが、実際は父や母の思い通りにはなっていませんね。

それは子供は人間がつくっていない証拠です。神が障害児をつくるのか？と思われるのでしょうが、人間の誕生には、やはり「業の法則」としての人間のかかわりもあるのです。また高級霊は、魂の急速な進歩のために、わざと障害をもって生まれてくる場合もあると言われています。

すべては生命の誕生のための法則が働いているのです。神は法則です。人間が生命誕生の法則などつくれるはずがありません。

子供を自分でつくった自分の所有物だという考えが間違っているために、子供を自分の都合にあった人間にしようとか、自分の思うような人間にしたいとか自分中心に子育てします。この考えが間違っているために子供にまつわる様々な問題が生じています。

子供は神からの授かりものだという謙虚な人間観が必要です。

自分の命は誰が生かしているのか

私たちの生命は、空気のように肉眼では見えません。でも私たちの本体は、その目に見えない生命です。そしてその生命が、神と直結しているのです。自分の本体は目に見えませんので、見える肉体を自分だと思い間違えているのです。

私たちの生命は、この世界に生まれる以前から存在しています。その自分の生命が縁をもって母の体内に宿り、現世を生きているのです。このことを「人間は神の子だ」といいます。

私たちは神によって生かされているのですが、自分の過去の業や努力の程度によって人生の現れ方に相違が出ているのです。

この「人間神の子」の人間観にいたれば、正しい生活が行われ、神に導かれた人生が展開していきます。私たちには神によって与えられた、生きていく目的である使命を遂行するために、

自分の命は誰が生かしているのか

この肉体と十分な自由が与えられています。

間違った人間観で、この自由を濫用するから、苦しく感じる人生が展開しているのです。でもこの苦しみもまた神の救いの働きでもあるのです。

私たちは苦しみや困難がなければ、なかなか心が開かれて行かない習性をもっています。

私たちは神の強制によるのではなく、自らの気づきで正しい軌道に戻ることが何より大切な生き方です。

第四章　癌における心の影について

心の影

私たちの生きているこの世界は、心の影が現れた世界であると言ってきました。明るく清らかな想念の持ち主は、穏やかで幸せな生活を引き寄せ、暗く醜い想念の持ち主は辛く満たされない生活を引き寄せます。

この心の影の現れ方をもう少し掘り下げてみたいと思います。「原因と結果の法則」とは、大根の種を蒔けば、大根が生えるという法則ですので、今の自分に現れている姿は、それを現す原因を自分が蒔いたということになります。

事故や車との衝突事故などのような出来事が起こった人は、以前に人と衝突したことが原因かも知れません。火事は、表向きの原因は何であれ、当事者同士のはげしい心の摩擦が真の原因かも知れないのです。

私たちは五官（眼耳鼻舌身）を通して見えている世界を「ほんとうに有るもの」としてとらえ、善きものも悪しきものもすべて言葉にしています。人の欠点をとらえ、批判し非難します。病気もあるものとしてとらえ言葉にしています。

五官を通して見えている世界は、私たちの心（ことば）を映した世界であり、映像として現れている世界ですから、実在ではないのです。この現象世界で私たちが発している言葉は、「迷いのコトバ」であり、「迷いの念」を含んでいるのです。この迷いのコトバや念が展開して、病気や不幸や貧乏があるように五官の感覚には見えているのです。

この現実に存在するかのように見える現象は、仮の存在であって、本当には存在しないのです。肉体人間として生きている感覚の現れです。奥に横たわる生命本源の世界には存在しない現象です。病気や不幸は、この五官の世界で私たちが使う「迷いのコトバ」「迷いの念」から生じます。これが心の影の実態です。

何でも心で認めたものが実現することになるのが「心の法則」ですから、悪をあると認めているかぎりは、病気や不幸は現れるのです。人と対立し、批判したり、憎んだり、悪をあると思う心が「迷いのコトバ」であり、「迷いの念」なのです。

今まで知らないで間違った考え方や観方で生きていたのを、間違っていたと気づけば、迷いの心が消えていきます。自分がまいた種を蒔き変えることになりますから、結果も修正されてきます。ここに癌などの病気や不幸が消えていく道理があるのです。

心で病が治るなんて、そんなバカなことはないという一般論も、この真理の前には通じません。私たちが救われていく条件は、今までの常識や習慣的な考え方を一新し、世界観を正していくことなのです。

癌をつくる心の原因

心の影とした現れた癌は、どんな原因で現れたのか考察してみたいと思います。

これはあくまでも心の影という観点からの推測ですが、癌を私たちの精神状態の影としてとらえるならば、癌はふくれて腫瘍となりますので、私たちの不平不満、憤懣のような「ふくれる」感情の影であるととらえることができます。

なかでも私たちにとって最も大切な存在である両親への心のあり方は、様々な病気にとって重要な意味をもっているのではないかと思われます。両親への強い不満、憎しみといった心は、自己処罰としての対象に強くなりうるのではないでしょうか?

不平、不満、憤りなどの感情のストレスが癌の原因になっているとすれば、たとえそれが違っていても、その心を正してみる価値は十分にあります。

断定できないのですが、乳がんは乳のしこりですから心の影として考えれば、「父へのしこり」と考えられます。言霊的に乳と父はつながります。また父と夫とも霊的につながっています。こう考えますと乳がんは、父もしくは夫との間に心のわだかまり、しこりが影となって現れたと考えられないでしょうか?

父(または夫)との間のわだかまりを解決し、赦して、癌が消えるならそれに越したことはありません。私の知っている女性で、乳がん検査の結果、精密検査を受けるように言われ、その結果、さらに専門病院に行くようにすすめられ、とても心配で不安におそわれたのです。

私は、「あなたはお父さんとの間に、何かわだかまりがあるんじゃありませんか?」と聞きましたら、「もう三年も父とは口をきいてはいません」と言われました。私は父と和解し、わだかまりをなくすようにすすめました。彼女は父と和解し、その後の精密検査では癌の兆候は見つかりませんでした。もちろん、父との和解が癌の兆候をなくしたとは言えないのですが、参考にしてみてください。

私は話し方教室をやっていた関係で、様々な人の話を聞く機会は多かったのです。もう一つの例ですが、ある女性が私に話されました。まだ小学校の低学年の頃、自分の叔父さんが行っている学習塾に通っている頃、叔父さんに残るように言われ、下半身にいたずらをされ、痛かった思いがある。後年になって、その叔父さんが前立腺がんになって亡くなられたそうです。

これで考えられるのは、前立腺がんを引き起こす原因となるのは、性的な罪の意識であるのかも知れないということです。癌などの病気や事故などは、自己処罰のひとつの姿であると考えれば納得がいきます。

子宮がんは夫婦の不調和を現すと考えられます。夫との間のわだかまりを赦し、ともに生きてきた夫に感謝するようになれば、その円満な心の影として子宮がんが治るのではないでしょうか?兎にも角にも子宮がんの人は、夫との和解、感謝を始めてみてください。結果、治ればそれに越したことはないのですから。

この世界は、「類は類をもってあつまる」という法則に則て現れますので、自分の癌の個所から推測される心の影は何だろうか?と考えてみましょう。これが私たちを進歩へと導いてくれます。

私たちの生命の本体は、神とともにある善そのものの命であり、魂ですから、不徳の感情は魂に罪と悲しみのしこりを与え、その魂のしこりが肉体に影となって現れると思われます。私の体験から肉体に現れた症状は、自分の心、自覚がどの程度なのかを知るバロメーターではないかと思っています。「迷いのコトバ」にとらわれているうちは症状も悪化し、生命本源の世界へ近づけば症状も軽くなっていくように思えます。

癌を引き起こす感情は、「迷いのコトバ」ですから、これを消し、赦しと感謝の善一元の感情を出せば、癌が消えるのも当然ではないでしょうか。

私たち人間は、一面において「物質の法則」に支配されつつ、もう一面においては「心の法則に支配されています。心が今までの不調和な念や感情に占められていたのを、心機一転して調和と感謝の心に変わったため、癌が消滅してしまうことが起こるのも間違いなく法則なのです。私たち人間は、神の弾奏するひびきによって、個性を持つ知性が与えられて生まれ、その知性に従って自主的に生きています。その時に想念した思いが、具象化してさまざまな現象を現しています。でもその現象は、五官の眼に見えているだけの映像にすぎません。

つまり実体ではなく、私たちの知性が想念した影の現れに過ぎないので、私たちの修正した想念でその影も変わってくるのです。これが現象界における真理です。癌が消える真相です。

考えられる病の原因

ついでに癌以外の病気の現れ方についても考えてみたいと思います。

今の日本には梅毒という病気が非常に多いと聞いています。そのニュースを聞いたとき、「あ～やむを得ないな」と感じました。梅毒やエイズといった病気は、性的なことが原因だと考えられます。

自分が行っている性行為が正しくないと思っていると、自分の潜在意識に罪の思いが印象され、自己処罰として性的な病気が現れるのではないでしょうか。

自分の欲望のままに行う行為は、心深くの良心がこれは間違っている、汚い行為だと認識します。その心の影として現れた現象と考えるべきです。

糖尿病という病気も、現代ではたくさんの人が患っています。医学的にはいろいろ原因はあるのでしょうけれど、心の影という観点から考えると食生活のしかたにあると思われます。飲食はごくごく日常的なことなので、深く考えることなどありません。考えるとしても栄養がどうの、糖分の摂りすぎじゃないかとか、塩分がどうだとかについては考えることはありますね。

心の観点から考えると飲食のしかたに問題があります。自分の欲望のままに好きなだけ食べ、好きなだけ飲むという行為は自分の体にも、自分の心にも正しくはないのです。飲食にも感謝と適度が求められます。糖尿病は好きなだけ、欲望のままに飲食すると自分の命にかかわりますよという警告として現れた病気かも知れません。

骨折という症状について考えてみます。一般的には、骨折は偶然の事故で起きたり、骨粗鬆症が原因ではないかと言われています。心の影として考えてみると、自分勝手なことで、人に骨を折らせた（苦労をかけた）ことがあるのではないかと思われます。その行為が時間を経て事故とかの姿で現れたのかも知れません。人の心を傷つけるという行為も、いつの日か自分の身体に傷を負うという出来事に遭遇するかも知れないですね。例えば、ドアに指を挟んで痛い思いをするとか。

まだ私たち夫婦が若い頃、妻の膝に出来た傷がいつまで経っても治らずにグジグジしていました。ある日、知り合いの年配の人にそのことを話したら、その人は誰かに電話で相談をしてくれました。そして私に、「奥さんに起こった古い出来事を、あなたはいつまでも攻め続けていませんか？」と諭してくれたのです。そして、「古い出来事は、すぐ片付けなさい」とも言われました。

私にはすぐ理解できました。私がグジグジといつまでも妻を非難していたのです。私の反省とともに妻の傷はすぐ癒えました。

心の影は、自分に現れるだけではなく、夫の心のあり方が妻に現れたりします。もちろんその反対もあります。

女性の生理的な病気は、夫婦の不調和からくると思われます。夫がどんなに悪くても、妻が夫に不満を感じ批判して裁くと、そのストレスは婦人病として現れると考えるのが、心の影からみた症状です。夫婦は心が深くつながっていますので、一方だけが悪いということはありません。夫に感謝すれば婦人病は消えます。

夫が妻に悪い姿で現れているのは、妻の態度や理解のなさなどに不満な思いをもっているからでもあるのです。夫婦は与えられる愛だけではなく、与える愛もともに必要です。なにげなく過ごしている日常でも、「心の法則」を知らないために、知らず知らずやっていることが、いつか形となって現れてきます。互いの理解と感謝で救われます。

喘息は性格が性急な人になりやすいように思われます。せっかちでゆとりがないから呼吸をゆったり行っていないのです。ゼ〜ゼ〜ゼ〜と息もあせっている感じです。
また、何でも「私が、私が」と自分の考えが中心で、人の意見を突き放す傾向が強いですから、その心が息の通る道をふさぐのです。喘息の発作で苦しむ人は、親や夫、あるいは妻を裁くのをやめて、責める気持ちを詫びる気持ちに変えて、心をゆったりさせましょう。

喘息とまではいかなくても、よくせき込む人は、自分のせっかちさで人を責めるのをやめなければなりません。車の運転でも、前の車の運転ぶりを責めたりしていませんか？

私は食道がんを患ったのですが、それが治ったあとでも、放射線治療のあとにできた傷がなかなか治らなくて、食べたり飲んだりするときに違和感を感じていました。

ある時、ハッと気づいたのです。これは放射線治療のせいではなく、私の心の影ではないかと。食道は食べたものが通過する道です。そこに違和感があるのは、食べ物に対する私の心に引っ掛かりがあるからではないかと。そうです。私は妻のつくる料理に感謝をしたことがあまりないのです。ないどころか美味くないときには、よくクレームをつけていました。

妻の料理だけではなく、与えられた食物そのものへの感謝もしていなかったのです。今は食道の違和感はなくなりました。

理解していただきたいのは、親の心の影として子供に病気や様々な問題として現れる場合も非常に多いのです。子供のおねしょがなかなか治らないのは、母の悲しみの影として現れているかも知れません。

病気は「類は類をもって現れる」という法則により現れます。悲しみは涙（水）ですから、その類としておねしょという水にかかわる症状が現れるのです。

また、母が辛く泣きたい思いでいますと、子供が夜泣きをします。子供の夜泣きで困っている方は、自分の心の状態を改める必要があります。

自分や家族に現れている病気について、心の影という観点から考えてみてください。

心がけたい病気への対応

私たちは病気になると病院での診察や薬に頼った治療に専念します。それは私たちに安心感をもたらしますし、またその治療によって私たちは救われています。

ただ病気をこうした治療法だけに頼っているだけですと、一つの病気は治っても、またいつか別の病気にかかったりします。

私たちは、できるだけ病気にかからない生活を目指すのが、正しい生き方だと思うのです。健康で普通の生活をしている時には、なかなか気がつかないことでも、病気になったときは自分の内面を見つめ、考えるいい機会だと思います。

病気になった時、この病気は、自分の心のあり方も大きく関係しているのではないかと考えてみることが大切だと思うのです。自分の内面をみつめることによって、いままで気がつかなかったり、気がついていてもさほど気に留めることもなかったことが、案外、大きな意味を持っていることに気づくかも知れません。

特に、自分の習慣的な感情に注意をむけてみることが必要です。私たちの体にいちばん影響を与えるのは感情です。病気にかかわるのは、自分のなかにある悪感情です。それを知るか知らないかは大変な違いです。健康に向かうか病気が悪化するかどうかの違いです。

笑いが身体にいいと言われているのも、笑いの持つ明るさが悪感情を消す働きをするからじゃないでしょうか。現れは心の影ですから、笑いがどんなに私たちの健康にいい影響を与えているかがわかります。

自分の内面の、明るさと感謝、そして赦し、逆に、不足の思い、憎しみ、悲しみ、恨みといった自分の習慣的な想念をみつめましょう。

普段、当たり前と思って、家族や人に対処している想念のなかにも大きく間違っている心がありあます。夫や妻を愛していると思い込んでいても、実は、自分の都合でしか相手に対していなかったりしている場合が多いのです。愛ややさしさを与えられることが愛だと勘違いしていませんか？

この求める愛ですと、二人の間に不調和が生まれます。相手が、一方的な求める愛に不足や寂しさを感じると心臓の病になったりします。自分を変えるとは、この求める愛から、与える愛に変えていくことです。与える愛は病気を癒します。

夫が病気になったり、他に女性をつくったりしている場合は、妻の求める愛が強すぎる場合があります。

家族が病気になったときには、物理的な治療だけではなく、自分や家族の内面にも関心をもって見つめてみることで何か気づきが得られるかも知れません。

がん患者さんの中には、「レベル４」で余命数か月と言われたのに、なぜか癌が消えたといった例もあります。また癌の手術後、再発することもなく長きにわたって生きている方もたくさんいらっしゃいます。なかには再発でつらい思いで治療を続けている方もいます。

長い間家族への感謝など考えてもみなかった人が、癌を患ったことによって、自然に感謝の気持ちが生まれ、症状にいい結果をもたらしたのかも知れませんね。ただ本人は、なぜ自分の癌が完治したのかの原因はわかりませんから、説明ができないのです。

心の変化で癌が治ったということを、私たちは証明はできませんので、医学会で癌が完治した人の、あらゆる面からの徹底分析をしていただきたいものです。

第五章　癌は愛を現さんがためであった

生きる目的

私たちの生きる目的はなんでしょうか？

私たちは誰でも幸福になることを願っています。しかし「あなたは幸福ですか？」と聞いて、「はい。幸福です」と言える人は何人いらっしゃるのでしょうか？ほとんどの人が幸福を求めて、そうでない現実に悪戦苦闘しています。私たちは幸福を目的として生きています。どうすれば幸福な人生を生きることができるでしょうか？

病気があっては幸福でないから、病気にならないように用心しながら生きています。また貧乏であっても幸福でないから、豊かになりたいと努力をしています。失敗はつらいから失敗しないように頑張って生きています。人間関係で孤立したり、辛い思いをしたくないから、仲間を大事にしながら生きています。テレビで地震などの災害をみると、自分や家族だけでも災難に合わないようにと祈る気持ちでいます。また家族仲良く生活をしたいと願っています。

こうして私たちは幸福になるために毎日毎日努力をし頑張っています。それは今、幸福でないからか、もっと幸福になりたいからなんですね。つまり私たちは幸福になるために一生懸命生きています。でもこうして頑張っている割には幸福でない人が多いような気がします。まるで空回りの人生を生きているようです。何故でしょうか?それは幸福になるための基本を学んでいないからです。ただやみくもに努力をしているだけでは徒労におわります。

私は癌を患って埼玉医科大学国際医療センターに入院しましたが、がん患者の多さにびっくりしました。そして毎日、毎日新たな患者さんが診察に訪れています。健康を願いながら病気になって苦しんでいる人。繁栄を願って頑張ったのに倒産して苦しんでいる人。いつまでも仲良く一緒に暮らしたいと願って結婚したのに、離婚することになった人。わが子が人に迷惑をかけるような子になってしまったことで辛い思いをしている人。

幸福を求めて生きてきたのに、それとはかけ離れた人生を生きている人々。こうなった原因を深く考えてみる必要がありますね。私たちは幸福を手にしない限り、何のために生きているのか生きる目的を失います。

私たちが幸福にならずに苦しみに翻弄されているのは、幸せになるための法則を知らないからです。人を批判し嫌いながら、人間関係で幸せを求めている人がいます。悲しみを抱えながらわが子のおねしょに悩んでいる人がいます。妻に暴力をふるいながら、自動車事故を起こし辛い思いをしている人がいます。

法則を知らないから、今自分が行っていることが、どんな結果をもたらすかを知らないで平気でいるのです。私たちの生きている世界は、「原因結果の法則」で支配されています。これは正しく生きている人は善き結果を得、間違った生き方をしている人は、不幸な結果を得るという法則です。

法則は公平です。神社にお願いに行けば多少のことは許してもらえるといったいい加減なものではありません。私たちの人生は法則に支配されています。幸せはその法則のなかに存在しているのです。

人生を支配しているこんな法則は一体だれが創ったのでしょうか？

私たち人間にはつくれないですね。私たちはせいぜい法律やルールくらいしかつくれません。人間以外の大きな知性をもった存在がいると考えざるを得ません。

「原因結果の法則」など自然界や偶然が創ったなどと考えることはあり得ないですね。そうです。宇宙の大生命が創ったと考えるのが自然です。別の言い方ですと神です。法則は神です。私たちが幸福になりたいのなら、この「原因結果の法則」に従って生きていく必要があります。

私たちは、人を苦しませ、悲しみを与えても自分さえよければいいといった生活を送っているのかも知れません。目の前に結果が見えていないと、今の行いをあまり深く考えずに生きています。気に入った女の子をみつけたら、その子の気持ちなど思いやることもなしに、自分の欲望を満足させようとする人もいます。また自分の利益のために他の人を犠牲にする人もいます。こうした行いや生き方は、自分のまいた業となって、不幸な結果を現わすことになります。これが「原因結果の法則です」

自分に生じてくる環境は、自分の思いから生まれます。自分のまいた種が実をむすんでくるのです。自分の心に正しく清らかな種を育てなかったら、そこにはやがて雑草が生い茂り、自分の人生を汚していきます。人に怒りをぶつける人は、それ相応の結果を受け取ることになります。私がそうでしたからよくわかります。悪口や非難で人を苦しめる人は、自分の人生に暗い影を落とすことになります。すべて「原因結果の法則」が働いています。

ジェームス・アレンは、次のようにも言っています。

『日常的でささいな出来事を含む、自分のあらゆる体験の原因と結果を結びつけたならば、・・・人間は自分の人格の製作者であり、自分の環境と運命の設計者である、という真実に必ず行き着くことになるでしょう』

さらに続けて

『もしあなたが肉体を完璧な状態にしたいのなら、自分の心を守ることです。肉体を再生したいのなら、心を美しくすることです。悪意、羨望、怒り、不安、失望は肉体から健康と美しさを奪い去ります』と言っています。癌になった人は、この言葉をよくよくかみしめてみることが大切ですね。ここに癌が完治していく道があります。

病気や不幸を現わさないで、幸福な人生を達成するための基本は、自分の心をつねに正しい方向へ導き、人のためになる生き方を模索しなければなりません。それが神の創った法則だからです。

私たちは何か問題が起こったとき、「あ～不運だ」と嘆くだけではなく、そうなった原因を自分の行いや思いの中から見つけ出すのです。そうした生き方を繰り返していますと、「あ～これは私のあの時の行いの結果だ」ということが即座に分かるようになります。そうなれば法則に則った生活ができるようになります。

癌が現れる原因を考える

乳がんの原因について考えてみましょう。乳がんのすべてとまでは言えないまでも、乳がんの原因は父（あるいは夫）との間の葛藤が考えられます。二人の間にわだかまっている心のしこりが自分の体にしこりをつくるのです。ことば（言霊）の働きとして、父は乳につながります。自分がどんなに正しかろうと、相手がどんなに悪かろうと、癌や病の原因、結果には関係ありません。原因を創るのは自分の想念であり、感情です。父、あるいは夫（父と夫は霊的存在としてつながっているのです）があんなひどい仕打ちを私にしたのに、なぜ私が癌になければならないの？矛盾していると思われるのはよくわかりますが、自分の身体や環境に影響を与えるのは、自分の潜在意識です。潜在意識は事情などわかりません。わかるのは心の内容だけです。その心の内容に応じて反応しています。

乳がんになった人は、父あるいは夫との間にわだかまりがないか振り返ってください。今、癌を患っていなくても、わだかまりがある人は、心を解放してください。相手を許すのです。感謝をするのです。家族、夫婦は魂のつながりが強く、一体感のなかで生活しています。傷つけあえば心が悲しみや辛い思いを持ち続けます。潜在意識はそれを感知して病気をつくるのです。許せない人を赦す、ここに人間の人間としての生き甲斐があります。

私は若いころから自分勝手で、妻の欠点を責めて喧嘩が絶えなかったのです。妻はずいぶん耐え、辛い思いをしていたでしょう。愛する人を苦しめることほど罪深いことはありません。自分の奥底の心ではその罪深さに気がついているのです。妻に対する間違った態度をいちばん感じているのは私自身なのです。潜在意識はその罪の意識に反応します。これを自己処罰といいます。私が癌になったのはごくごく当然の結果でした。

癌になることで妻に償いを果たしているのです。癌になったことで妻やその他自分が苦しみを与えた人たちに懺悔と反省の心が起こります。この心の働きが、過去の自分の業を消してくれます。業は現れたら消えていく働きをもっているのですが、自分の間違いに気づかず過去の業をそのままにしていると癌は一向に治りません。この懺悔と反省の心が第一歩です。そこから愛を見つけ、感謝を見つけていく働きが起こってきます。

意識していなくても癌を患ったことを契機として、妻との間が仲良くなれば、それなりのいい結果が出ると思います。しかし懺悔と感謝がないと過去の業はくすぶり続けることになります。魂の向上が私たちの生命の目指すところですので、ただ仲良くなっただけでは足りません。そこから先の自分の気づきがとても大切なのです。人生はどこどこまでも伸びていくことを求められています。

癌はなぜ現れるのかお分かりになりましたでしょうか?自己処罰と自分の気づきのためです。もし自分の犯した過ちが処罰されることもなく、のうのうと生きていたら私たちは自分の過ちに深く気づくこともなく生きていきます。これは魂の堕落です。生命の本来の目指すところは、自分の生長であり、進歩なのですから、癌などの病気などは私たちに気づきをうながすための働きでもあるのです。これが神の愛です。

現代医学はそんなことなど一向に目を向けません。ただただ病理学的に治療をしています。癌が難病だと言われるのも、そこらあたりに原因があるのではないでしょうか。また私のような考え方、観方を持っている人もまだまだ僅かです。でも私のように自分で癌を消した人はこの日本にかなりの人がいるのも事実です。人間の本質、生きることの真意を知っていくことが、さまざまな人生上の苦しみから救われる道だと思うのです。

私の癌は、妻への愛を現わさんがためであったのです。また妻に対する間違いに限らず、私の間違った生き方そのものに気づきを与えてくれました。私は癌を患ったおかげで、その後の考え方、生き方が多きく変わりました。もし私が癌にならなかったら、こうした変化は起こっていません。相変わらず中途半端な人生観でたいした進歩もなく、ただ死を迎えるまで生きているだけだったでしょう。まことに妻と癌には感謝です。

癌は自分のまいた間違った種が原因ですから、その間違いに気づき、その間違いを正しく改めたなら正常な姿に戻っていくというのが、癌が治っていく仕組みです。

そのとき大切なのが自分が生きているこの世界の本当の姿を少しでも理解していくことです。癌が現れた意義を理解していくことが神の導きだからです。そこにその人への救いと、魂の進歩がこめられているからです。

法則こそ神の愛

原因結果の法則が、原因が結果をつくるというだけの法則でしたら私たちはどうにもならず、救われません。私たちが一度あやまった生き方をしたら、もう取返しがつかないからです。ところが私たちは過去につくった原因であっても、今現在その原因を正せば救われるのです。

これって考えてみればすごいことですよね。過去の心が変えられるということなんです。法則の中に救いが入っているんです。こんなことは神以外出来得ません。自然にこんなことが出来ようはずがありません。まさにこれこそ神の愛としか言いようがありません。

私たちは肉体で生きています。心臓がはたらき、肺が呼吸をしています。私たちが食べ物を食するとその食べ物が血液に変えられ、それが肉をつくり、骨もつくってくれます。髪の毛さえ知らない間につくられていきます。ここにも生理の法則が働いています。私たちは肉体は自分のものであり、自分が食事をしてその肉体を維持していると、ほとんどの人は思っています。

でも考えてみてください。自分に心臓を動かす力があるのでしょうか?食べた食物を自分の力で血液に変える力があるのでしょうか?人間の技術力や医学の力で血液を造ることができるでしょうか?こう考えてみますと、この自分の肉体を生かしているのは、とうてい自分の力ではないことがわかります。やはり私たちの生理機能をつかさどっているのは、神としか言いようがありません。自分の中に神の命が宿っているのです。

実はここが最も大切で肝心なところです。私たちの肉体は自分が生かしているのではなく、神が生かしているのです。神は法則ですから法則によって、私たちの生命や身体、運命は決まります。法則を知っているか、知らないか、法則に従うかどうかで私たちの運命が決まります。神がいくら救いの波長を出しても、私たちが法則を知らない「迷いの心」でいたら、神の救いの波長を感受できないのです。現象は心の影であり、その現れは、「原因結果の法則」で現れるということをしっかり理解する必要があります。

ジェームス・アレンの言葉を紹介します。

『肉体は心の召使いです。それは、心の中でめぐらされる思いに、つねにしたがっています。意識的に選ばれる思いであろうと、反射的にめぐらされる思いであろうと、まったく関係なしにです。肉体は、暗くけがれた思いにつきしたがい、病気や衰退へと沈んでいくこともすれば、楽しく美しい思いにつきしたがい、健康と若さの衣を身にまとうこともします』

『いくら食生活を改善しても、自分の心を改めようとしない人間には、ほとんど効果がありません。しかしながら、つねに清らかな思いをめぐらせるようになったとき、人間はもはや、病原菌を気づかう必要さえなくなります』

日本には、「因果をくらまさず」という言葉があります。裁く者は裁かれ、奪うものは奪われる、与える者はまた与えられるということを言い表しています。これを「因果の法則」といいます。たとえ菩薩といえども、奪えば奪われるという法則にしたがうしかないということを「因果をくらまさず」という言い方であらわしています。

神の法則は、実に公平なのです。人は自分自身をくらましても、因果の法則はくらますことはできないのです。だから私たちは自分の行いや、想念をいつも見つめ、善き行い、正しい思い、清らかな想念を心がけていなければならないのです。

過去がどうであれ、今の自分を汚れた罪ある者と観てはなりません。そうした観念が「因」となって、因果の法則により、病気とか暗い「果」を結びます。私たちの運命は、自分の心次第なのです。ともかく、私たちはこの生きている世界で、自分の起こした想念の種や、自分の発した言葉の種の因果の法則から逃れることはできないのです。逃れることができないなら、「悪業悪果」ではなく「善業善果」で生きましょう。

私たちはいつも「善き思い」を起こし、「善き言葉」を発して「善き行い」を心がけていれば、たとえ過去に悪い業因をつくっていたとしても、新たな善業をつくることによって、過去の悪業が相殺されていきます。今後のあなたの思いや行いが正しければ、将来あなたの人生は、明るいほうに転化していきます。そのための最もいい方法は、「与えよさらば与えられん」という黄金律にしたがって、人のためになることを行うのが、もっとも確実な道です。

もう一つ、人を称賛する行いは、とても大切です。心がければ誰でもすぐにできる「善業」です。私は妻の欠点をあげつらい、称賛することなどしてこなかったのです。それが苦労多き人生を生きる原因であったのです。褒められると人は喜び、自信を得ていきます。喜びの波長が拡がれば、あなたはとても善い行いをしたことになります。まさに法則は神の愛です。人に与えるものは何もないという人は「称賛」という美徳を与えましょう。

神は愛なり

法則は私たちが幸せになり、豊かで調和のとれた生活をするために存在すると考えられます。法則は人間の脳髄から生まれてきたものでもなく、自然にできてきたものでもないことは確かです。宇宙を整然と存在たらしめている英知、これこそが法則を創った主でしょう。これを私たちは神と呼んでいます。

しかし私たちは、生きてきた世界、そして受けてきた教育、時代性の持つ洗脳などの影響下にあり、神を理解し法則を受け入れることに抵抗がある人がいらっしゃるのも理解できます。

しかし、自分なりに受け入れることができる部分のみでも知識として取り入れてください。

私も若い時など読んでもぜんぜん頭に残らず、後年になって同じところを読んで、エッ、こんなことが書いてあったっけと驚くことがしばしばあります。人はその時に受け入れ可能な知識しか入ってこないのです。でもやがて自分の進歩にともなって、以前理解できなかったことがわかってくる時がきます。私たちはそんなに無駄には生きてはいないのです。

神の愛とは、私たちの間違った心、歪んだ方向へ向かおうとしている心を正すために、法則となって現れています。間違った心、それでまいた種は、「原因結果の法則」あるいは「因縁因果の法則」で自分を苦しめる結果として姿を現します。それで自分の間違いに気づくのです。

これが神の愛であり、救いです。間違った結果を現わしているときは、その原因に思いをはせねばなりません。それを繰り返しているうちに、この結果は、あれが原因だなとすぐに気づくようになります。

私たちが生きているこの世界は、心の影として現れているということが、よく理解されるようになると、人間は不平を言い、怒り、悩み、悲しむことをやめ、より安定した、より穏やかな心を会得していきます。それは辛抱強い自己コントロールの結果です。私たちは感情を高ぶらせることで、愛すべきものを苦しませ、悲しませていることにもっと早く気づくべきです。神は法則でもってそれを私たちに教え、導いていらっしゃるのです。

神は私たちの魂の転落を防ぎ、これ以上間違った道に進み転落してはならないと、私たちに法則を通してメッセージを送っているのです。私たちは豊かな物質を得ようとし、また、肉体の快楽を得ようと心を働かせます。それは間違っていることを理解しなければなりません。私たちは身勝手な欲望から抜け出さなくてはなりません。こうした生き方へ方向をかえてくれるひとつは癌です。癌を宣告されて初めて自分の人生と真正面から向き合う心が生まれます。

癌は神の栄光を現わさんがためであるのです。

私たちは、運命は自分ではどうにもならない宿命のようなものだと、考えがちです。中には神が運命を創ったのだと思っている方もあるかも知れません。それは間違っています。私たちの運命は、私たちの心が決定しているのです。「原因結果の法則」によって。私たちは法則に則って正しく生き、健康で、幸福で、清潔で、繁栄する生活をするための自由が与えられています。この法則にしたがって運命は自分で選択でき、変えることもできるのです。

私たちの墜落は、私たちに与えられている自由をいいことに、欲望のまま勝手気ままに行動をし始めたからに他なりません。自動車でも交通の法則に従って運転しているから、自由で快適ですけど、ルールを破って勝手気ままに運転したら悲惨な結果を引き起こします。私たちの運命も同じです。善き運命は、法則を破って得られるものではありません。法則の中で運命は形づくられていきます。今の私たちの心が、運命を形づくっていきます。

といっても強制されて機械的に行った善業では価値がありません。癌を治さんがためにいやいやした善行では、治しのパワーが出てきません。しかしはじめはそれでもいいかも知れません。そうするうちに自発的な善の行いをするようになればいいのですから。私たちは自由意志によって神の支配を受け容れ、神の望む方向へ歩んでいくならば、私たちの行いは全てに調和し、環境に調和し、順調に生活していくことになるでしょう。

私たちは食欲や性欲の欲求にさいなまされることがあります。こうした我の意欲は、自分の意欲だと思い、捨てがたい思いにとらわれます。しかしここでわかっていただきたいのは、我の意欲は自分の生命の意欲ではなく、自分に付属する肉体の欲求なのです。私たちは霊的本体である生命と肉体生命を生きています。肉体は私たちの道具です。人間がその肉体的欲望を棄て、神の法則にしたがう生活に入るとき、神の愛が現れてきます。私たち人間は、その方向を目指しているのです。

第六章　命の本源世界へ

円滑現象

私たちが幸せであるということは、心が不足のない調和に満ちている状態ですね。その状態を円滑現象といいます。円滑現象とは、求めていたものが何となく入ってきたりして、生活上の妨げがあまり起きてこなく、生活がスムーズに自分の思うように流れていく状態です。この現象は、自分の心が穏やかで調和に満ちているときに起きます。こうした心境になるには普段から穏やかな気持ちを心がけていないと無理です。心に人に対する対立心や憎しみなどを抱いていては到底円滑現象は起きません。

私たちが、人に対する対立心や敵愾心などを持つのは、生まれてからの環境や人間関係、自分の性格などにより大きく影響を受けると思われます。子供の頃にいじめを受けたり、まわりによく怒る人がいたりすると人間関係に支障をきたすようになるでしょう。

こうした環境で生きてきた人は、幸せを感じる生活体験は少ないのかも知れません。でも人は他の人と違った体験や環境を生きることで、その人しか学べない何かを学んでいきます。決して損というものはないのです。しかし、心に対立心や敵愾心をかかえていると決して十分な幸せにはならないことを知らねばなりません。私が長い間、そうした生き方をしていたからよくわかります。

このことを知ることが幸せになり、円滑現象を生きるかなめです。自分の心からこうした対立心や憎しみ、敵愾心を取り去っていくのには、どうしても自分の命の本源世界への理解が必要です。私たちが普段生きている五官（眼耳鼻舌身）の世界だけの認識ですと、この人間関係の感覚から抜け出すことは困難です。この世界の真実は、大調和であるということを知ることがとても大切です。神の創った世界には対立とか不足とかの概念はありません。自分の認識を変えていく努力が求められます。その努力の結果、新しい世界が開かれてくるでしょう。

私の場合ですが、自分の仕事が行き詰まり、新しい展開も生まれず一人で苦しい思いをかかえていました。ある時、車を運転しながら前を走る車ののろさに苛立ち、その車を運転している人をさんざん悪く思っていました。こんなことは今に始まったことではなく、ずっと昔からの私の習性でした。ところがこの日は、ハッと気づくものがありました。私は生命の本源世界を求めながら、実際にはまるで逆の方向へ向かっていたのだということに気がつきました。人を非難し裁くということは、自分の心に対立心や敵愾心を持っていることに他ならないのです。これでは豊かで、調和に満ちた、自分の命の本源世界と波長が合うわけがありません。

自分の心で、この世界は大調和の世界であると認識しないと、いつまでも対立のある混沌とした世界を生きることになります。この世界は「心で認めたものが現れる」世界だからです。

「でも実際にはこの世界は、矛盾と対立に満ち、混沌とした世界ではないか」と思われるでしょうが、私たちに見えているのは、あくまでも五官でみている世界に過ぎないのです。五官の世界の奥に横たわっている命の本源の世界を理解して、真実の世界を心でとらえるようにしていると、自分の認識が変わってきます。大切なのは、自分の心で、この世界は大調和の世界であると認識することなのです。「認識したものが現れる」これが心の法則です。

自覚を深めていく

私たちはこの現象の世界に生きていますから、私たちの意識は目の前の現れにとらわれ、真理の世界から離れた意識を働かせています。これがなかなか真理の世界へ近づいていけない理由の一つです。真理の世界に近づくためには、自覚を深めていく必要があります。そのために有効なのが瞑想です。瞑想にはいろいろありますが、難しく考えないで、まず現在働いている意識を鎮め、潜在意識のほうへもっていくようにすればいいですね。その方法として、くつろげる場所で、ゆったりと背筋をのばし、瞑目し、自分の望む光景や言葉に心を集中させるようにします。言葉やイメージを繰り返し、精神集中していきます。

精神集中を行うには、呼吸に意識をもっていくといいですね。呼吸に意識を集中しているうちに、心が穏やかに鎮まり、現在意識がうすれていきます。そうした状態で、自分の心が調和に満たされているのを感じ続けるのです。現在意識が薄れるのにつれて思いや願いが潜在意識に印象されやすくなっていきます。潜在意識に印象されたものが、やがて自分の出来事や環境に姿を現してきます。

神と波長を合わせるのも、自分の意識の状態に深くかかわってきます。

私がまだ五十代の頃の二月の雪の上越地方から埼玉の自宅へ帰るとき、高速に入ってすぐタイヤのチェーンが切れました。幸いなことに高速道上には雪はなく、チェーンを外しそのまま走行しました。でも空は雪雲に覆われ、いつ雪が降りだしてもおかしくありません。豪雪地方ですから雪が降りだせばチェーンなしでは無理です。

その時、雲間からかすかな光が差し込んできました。いつものよくある光景ですが、私にはそのかすかな光が神のほほえみのように感じられたのです。その時の感覚は、当事者である私以外には説明のしようがありません。その神のほほえみの感覚は消えることなく関越トンネルを出るまで続いていました。

しかし、関越トンネルを出た途端、一瞬にして神のほほえみの感覚は消えてしまいました。トンネルを抜けると、真っ青な晴天が広がり、いつもの感覚の世界へ瞬時に戻っていました。その変化は、不思議なほどの感覚で、今でも鮮明に覚えています。このとき、内なる生命世界へ意識が振り向く条件のようなものがわかった気がしました。感覚がリアルな世界（現象世界）にある時には内なる世界を感じることはできにくいのです。精神集中や瞑想はそのためにあるということがよくわかりました。

自分の命の本源の世界と波長を合わせていくためには、静謐の状態が一番適しているのです。五官の世界を離れた心の静謐のなかに入れば、内からの導きを受けることができるようになります。私たちは毎日の生活の習慣に追われ、心を乱すことが多いために、内からの神の導きに気づかず無視してしまうのです。

私たちが神の導きに感応し、心を開くとき、普段私たちの意識ではわからなかった事柄も理解できるようになります。長い間の習慣的な流れの中で、ハッと大切なことに気づくことがあります。それが神の導きであるのです。それを得るには、普段から生命の本源世界への自覚を深めておくことが必須です。

物質的な安定を求める心

物質的安定を心の安定にしているうちは、生命本源の世界と波長は合いません。

物質世界は、五官の認識を映した現れに過ぎなく、テレビや映画の映像のようなものなのです。物質世界は実在の世界ではないと否定した先に、実在する私たちの命の本源の世界とつながりができるのです。

物質的な安定を心のよりどころにしている限りは、神の世界へ波長を合わすことはできません。イエス・キリストが「金持ちが神の国に入るには、駱駝が針の穴を通るよりも難しい」と言った言葉はそのことを意味しています。

しかし私たちは毎日々、この物質世界の中で生活をし、その影響下にありますので、これを否定することはとても難しいですね。でも私たちが真の進歩、向上へ向かっていき、真の幸福を生きるためには、この物質世界観から抜け出す以外に道はありません。物質世界を生きながら、この世界は「心の法則」に基づき現れていることを学ぶのです。そして物質世界の奥に、厳然として生命本源の世界が実在として横たわっていることを認識する必要があります。このことを認識していないと神の導きは受け取れないのです。

癌と言った病気や不幸などを、この世界で体験している場合、なおさら真実の世界観を学ばないと救われないのです。一時的に救われたようになっても、いつの日かまた同じことを繰り返します。

自分の身に起こっている現れは、自分の心の影であり、それは「原因・結果の法則」によって現れたのだということを理解し学んでいかなければなりません。そして自分を生かしているのは自分ではなく神であるという真実を知ることが、救いへとつながっていくのです。

ただ物質世界にどっぷりと浸って、そこから先の世界へ進むということを怠ったら、いつまでも同じ苦しみや辛さを繰り返していくだけで終わります。

物質的に安定していると、いかにも自分の人生は安心だというように思えますから、皆、必死に物質的豊かさを求めます。その求め方に様々な問題があるのです。本来の豊かさは、物質的な欲望から得るのではなく、自分の命の本源の世界から導かれてくるものなのですが、その境地へ至るのが私たちにとっては、たいへんな課題です。

癌を消すことができた私も、まだまだ課題をかかえています。物質的な欲望や物質的安定への依存をどうコントロールするかという問題です。それを解決するのにもやがて神の導きが現れてくるでしょう。

神の御業の現れんがため

私たちの眼には、自分の体は肉体であると映っています。それは五官の眼でみているからそう見えているだけなのです。私たちの感覚は、神の創造する「生命のひびき」を物質に変換して肉体と観ているのです。本当は神の命の宿る「生命のひびき」が自分であり、自分もまた「神のひびき」をもつ命なのです。これを「人間は神の子である」と表現しています。

私たちが、自分は肉体であると思っているのは、自分の感覚が「眼耳鼻舌身」の五官の感覚の認識の程度にとどまっているからです。私たちの「本当の自分」はまだ眠っているからです。

私たちにとって何よりも大切なのは、生命の本源にさかのぼって、「本当の自分」を知ることです。自分の命を生かしているのは、自分ではなく、自分に神が宿って神に生かされているのです。自分の力で、自分の心臓を動かしたり、血を作ったりなど到底できるものではありません。

私たちは、単なる「人間の肉体」ではなく、神が宿っている神の「意識的顕現」の「座」であることを理解する必要があります。これが「本当の自分」です。神が私たちに生命力を与え、完全に生理作用を行えるように創られた私たちですので、私たちに不完全など本来ないはずです。癌などは私たちの迷いの心がつくった私たちの心の影に他なりません。

私にはこれらが癌の原因であると断定はできません。しかし自分の間違いを正すことで、もし癌が克服できるとしたらそれに越したことはありません。癌を私たちの精神状態の影としてとらえるならば、癌はふくれて腫瘍となりますので、私たちの不平不満、憤懣のような「ふくれる」感情の影であるととらえることができます。

不平、不満、憤りなどの感情のストレスが癌の原因になっているとすれば、たとえそれが違っていても、その心を正してみる価値は十分にあります。

私たちが生きている中で、知らず知らずのうちに、「原因・結果の法則」「因縁因果の法則」の心の法則に基づき癌を引き起こしていたとしたら、そこには救いがあります。なぜなら心の法則は神が創ったものであり、その法則により救いの働きも起こるからです。

神は救いであり、法則により現れた病気や不幸は、私たちの間違いに気づきを与え、生命本来の道へ戻るための導きとも考えられます。神は私たちのすべてを知り給い、常に救いの波長を出しているのですが、いまだ至らざる私たちの「本当の生命」が眠ったままですと、その救いの波長を受け止められないでいるのです。

私たちはさまざまな体験を重ねながら生きています。神は「スズメの涙（悲しみ）さえ知りたもう」と言われています。私たちが生まれてから今にいたるまで一切を神は知り、導いています。神の「意識的顕現」とは、私たち人間を通して、神の道を顕現していくことをいいます。そのためには私たち人間が目覚め、高い意識にならないと叶わないことなのです。私たちが体験している一切は、すべて神の御業の現れんがためであると言えます。

癌などの病気や不幸も、神の御業の現れんがためであるととらえると、そこに神の救いが見えてきます。

第七章　癌に導かれ真理の世界へ

癌という病名の力

このまま何もしなければ余命一年ですと担当医から言われたとき、私はそれでもかまわないから癌治療はしたくないと思っていました。担当医から、その場合、食事が摂れなくなり苦しみが襲ってきますと言われ、苦しむくらいなら治療をしようかなと思ったのです。実際には入院してから抗がん剤治療で苦しみました。

でも入院したことによって、自分の人生をゆっくり振り返る時間ができました。この時間が私に大きな贈り物をもたらしたのです。

癌病棟にはたくさんの患者さんがいます。みんな抗がん剤治療などと戦っています。その中で医師や看護師さんたちはみんな誠実に、私たちのために働いています。働くことの使命を感じます。その人たちへは感謝しかありません。私が人の働く姿をみて感謝を感じたのは、この時以外ありません。

入院中、今後の自分の生きる指針を真剣に考えるようになり、結局、人のためになる生き方を真剣に考えるべきだと考えました。

いままでの私の人生で一番欠けていたのは、やはり他への愛です。人間の生命の本質は、自他一体にあるとわかってきましたので、これからの私の生きる指針は「自他一体を生きる」ということに気づきました。

さらに私たちが生きている世界を考えますと、過去、現在、未来という時間軸には生きていないことに気づきました。私たちが生きているのは今、この瞬間しかないのです。そこで「今を生きる」という考え方がどんなに大切かがわかり、もう一つの今後生きていく指針は、「今を生きる」にしました。

このことがわかっただけでも、私が癌になったことにとても感謝の心が湧いてきました。癌にならなければ私の生き方は今までとなにも変わらなかったでしょう。でも癌になったことによる変化はこれだけではなかったのです。抗がん剤治療の基本は一週間です。それが終わって食事が摂れるようになれば一旦退院します。人によって違うとは思いますが、私の場合、退院して一〜二週間してから、次の抗がん剤治療のため再度入院します。結局、抗がん剤治療で入院したのは三回でした。それ以外に通院も含めて二十八日間の放射線治療を行いました。

入院の度に本を持っていきました。実はこのことが私に決定的な変化をもたらしたのです。私は癌は自分で消せると思っていましたから、食道をとって胃を食道代わりにするという手術は断っていましたし、実のところ抗がん剤治療や放射線治療など必要ないと思っていました。つまり私にとって入院は不必要だと考えていたのです。でも入院によって私にもたらされた意識の変化は、まさに神の導きだと十分に確信できる変化がありました。

持ち込んだ数冊の本で、入院中に大きな「気づき」が起こりました。私たちが生きていることの世界の本当の姿が理解できてきたのです。そして今まで私の生理機構をつかさどっているのは私で、自分の身体を生かしているのは私だと思っていたのが違うとはっきりと知らされました。食べた食物を血に変え、肉や骨、髪の毛に変えていく力など私にはありません。心臓を働かせ、すべての機関を生まれてから今までずっと働かせてきた生理機構を管理する力など私にはありません。私を生かしていたのは神だったということがよくわかりました。自覚の大転換です。この自覚の大転換は、入院しなければ起こってこなかったのです。そして癌という病名のもつ力の働きがなかったら、私の関心も自分の生き方に向くことはなかったでしょう。命に係わる癌という病名の力には計り知れないものがあります。

考えようによっては、今までの自分の生き方を大きく修正していくチャンスを癌は与えてくれます。私にとってこの入院は偶然ではなく、神の導きであったと感じています。癌を恐れ、暗く沈み込んでいるだけでなく、癌になったこの機会を生かして、ものの観方、視点の持ち方を改めてみることが極めて大切です。大切というより必須です。

煩悩即菩提

私たちは一所懸命生きていますが、どこかでその生き方をゆっくり振り返ってみる時間が必要です。入院はそのためのいい機会を与えてくれます。私たちは人間を生きていますが、その人間についてどこまで知っているのでしょうか？

私たちは肉体をもち、五官の知覚で今の世界を生きています。つまり私たちが見て感じて実感している世界は、この五官で認識している世界です。ほとんどの人はこの実感している世界がすべてで、他に世界が存在するなんて考えてもみないでしょう。

私たちは肉体とそれ以外に心をもっています。実は五官に認識されて現れる世界は、この心が創っています。今生きているこの瞬間に発した私たちの想念が、未来の世界に姿を現してきます。私たちが体験している世界を創っているのは心なのです。

憎しみや怒りといった暗い想念は、未来に病気や暗い人生として影を現します。反対に明るく清らかな想念は、未来に幸せな人生として姿を現します。これが「心の法則」です。心の法則によって私たちの生きている世界は、幸福にもなり、不幸にもなっているのです。

この「心の法則」で現れる世界を、現象世界といいます。この現れの現象世界の奥には、生命本源の世界が存在しています。現象世界は物質世界であり、生命本源の世界は霊的世界です。幽霊とか霊魂とかが存在する世界ではありません。お釈迦様が言った「山川草木国土悉皆成仏」の世界であり、イエス・キリストが言った「神の国に入るには、新たに生れなければならない」

と言った世界です。このことは後ほどもう少しくわしく書くつもりでいます。

私たちが生きている世界の実質は、「意識の世界」であり、「自覚の世界」です。この世界は、物質世界だと固く思っていると癌が消えるという事態など理解できないでしょう。

意識の働きで現れの世界がつくられ、変化していくということが理解できれば、癌を消すことなどそう難しいことではありません。私たちは既成概念にとらわれることで、自分をしばり、身動きできなくしていることをよくよく知る必要があります。それは自縄自縛と言った状況です。

私たちは現象世界にとらわれると、正しい生き方が見えなくなります。この世界で幸福になり、勝者となることを目的として生きるようになり、目に見える結果だけが至上命題となり、本末転倒な生き方をします。いい大学に入り、いい会社に就職し、立派な肩書を求める見栄の生き方です。家庭の穏やかさが壊れ、親子の間で摩擦が生じたりします。ときには悲惨な結果をもたらしたりすることがあります。

現象世界には、「実」と「虚」が混在しています。何が実で何が虚かを見極めないと、幸せを求めて結果、逆になることがしばしばです。虚を生きることは、正しい生き方ではありませんから、「心の法則」に基づき悪しき結果が現れてきます。

不幸が現れ、苦しい人生を生きるのも神の愛の現れととらえることもできます。もし間違った生き方を気づくこともなく、長く続けると私たちの魂は転落していきます。不幸や苦しみの現れは、私たちに間違いに気づき、すみやかに軌道修正をするようにという神の導きです。そのために法則があるといっても過言ではありません。不幸や苦しみもまたあなたを真理の世界へ導く手段であると言えるのです。


私たちは何事もなく平穏無事で生活しているときには、あまり自分の人生や生き方に心を振り向けません。大病を患ったり苦しい困難に出会ったとき、その解決を求めて、どこに間違いがあったのだろうと真剣に振り返ります。そういう意味で、私たちには思わぬ辛い出来事も必要であると理解できますね。

でも訳もなく思わぬ辛い出来事は起こってきません。「心の法則」に基づいて起こってきます。思わぬ辛い出来事が、私たちの心を解決の方向へ引っ張っていきます。これを「煩悩即菩提」といいます。悩み、苦しみといった煩悩は私たちを真理の世界へ導いてくれる働きであるという意味です。

陰極は陽転する

私がまだ四、五十代の頃ある夢をみました。あれから何十年も経っているのに夢の内容はまだ鮮明に覚えています。暗い急流の川をいかだのようなものに乗って下っていると、時々川の中からオバケのような姿がヌッと現れてきます。そんな状況の川を下っていると、やがて大きな穏やかな流れの川に合流します。その時、私の頭に「陰極は陽転する」という言葉が響いてきたのです。そこで目が醒めました。当時、私は経済的困難のなかにいました。

川を下っているときに現れたオバケは自分を襲ってくる困難を意味しています。そしてその困難は実在ではなく、見せかけにすぎないことを教えているとわかりました。穏やかな大きな川に合流したということは困難から抜け出せたということを表しています。この夢の意味するものは、人生におけるどんな困難も行き着くところまで行けば陽転する。つまりよくなっていくということを夢で教えてくれています。

でも実際には救われなくて倒産したり、苦しみに喘いでいる人もたくさんいるのも事実です。私の知っている人なのですが、彼は自営業の工事業が立ち至らなくなり夜逃げをしました。

なぜ救われなかったのでしょうか？彼の人生や仕事には誠実とか反省とかが全く欠けていました。現場では他の会社の材木を勝手に取って使う、朝、車で仕事に行く途中、トイレがしたくなると、近くの家の物陰に入り大便をしてそのまま去っていくといった具合です。彼の心のあり方が限度を超えていたのです。

「陰極は陽転する」という法則が働くには、正しく生きていくという修正が必須なのです。こうして現象に現れているさまざまな仕組みは、みな神の愛につつまれています。私たちが生まれてから今日までいろいろな経験をし、さまざまな思いを抱えて生きてきました。

それらはことごとく神の導きの現れんがためであったのです。神はあらゆる場面を通して私たちを神の国へ導こうとしています。これが私たちの生きている世界の真実です。

この神の導きや救いはすべての人に平等に現れているわけではありません。自分の心が神と波長が合っているかどうか、その人の自覚がどの程度なのかによって違ってきます。私は神の存在など信じないという人がいますが、でもどんな人でも切羽詰まった瞬間には、「神さま！」と言って神に助けを求めます。

それは無意識的には神の存在を感じているからではないでしょうか?神に波長を合わす、その程度によって救われ方も違ってきます。神がえこひいきをしているのではなく、神の救いの波長を自分の心がどの程度感受しているかどうかで決まります。

自分勝手な傾向が強く、他者への思いやりがなく、人間としての良心が麻痺している人は、神が救おうにも神の波長と合わないため悲惨な状況へ流されていきます。人は自分の心の程度に応じて苦しんでいきますが、これもさらなる転落を防ぐ神の愛ではないでしょうか。

人は苦しみの限度に近づいてきますと救いを求める心になります。この時が自分を変えていくチャンスです。この自分を変えていく働きが、救いの波長と合い陽転となります。

神の波長

神に波長を合わせ、導かれるには心の法則に則った生活をしていくのが一番です。自分が蒔いてきた悪業が将来の自分の人生に影を落としますが、それを発芽させない方法があります。

それは今からでも「善き業因」をつくって「悪しき業因」と相殺させるのです。中でも「与えよ、さらば与えられん」の法則は黄金律です。人のためになる愛行を積み重ねるのが最も確実で、あなたの善業になります。その積み重ねた善行がいままでの悪業を相殺してくれます。そうした生き方の結果、将来の自分の運命は、善き結果のみを現すことになります。

神の波長は善のみです。悪は存在しません。智慧、愛、健康、供給、喜び、調和が神の波長です。それに対して私たちが生きている現象世界には、悪が存在しています。対立、憎悪、怒り、悲しみ、嫉妬、嘘、非難、悪口などです。これは存在しているように見えますが、実のところは私たちの認識のなかに存在しているだけです。

認識を変えればこれらの悪は消えます。ここのところが私たちが生きている世界を幸せな世界に変えていく重要な鍵です。「悪はない」と認識するのです。

私も妻や人の欠点をとらえ、裁いていたころは、いさかいの絶えない不調和な人生でした。癌を患い人生観を変えたことで、人の悪を認識しないようにしたのです。不調和やいさかいは、悪をあると思ってつかんでいるから起きるんです。妻の欠点はない、妻の悪しき所はない、その悪しきと見えるのは私の心の問題だ、と理解してからは妻の欠点も悪しき所も気にならなくなりました。私の認識の問題だったのです。神が創った妻の生命に悪しきところなどあろうはずがありません。悪しき姿に現れて見えるのも、すべて自分の心の影だったのです。

人が自分に対して悪しき様相で現れ、自分と対立する存在と思えるのも、自分の心の影であり、それも神の導きが現れんがための現象なのです。自分の人生に起こる一切は、すべて神の導きの現れんがためなのです。別の言い方をしますと神の栄光の現れんがためです。神は私たち人間を通して、ここに神の国を現わそうとしているのだと思えばわかりやすいと思います。

私たちの悩み、苦しみは自分の責任で起こったものだけでなく、他の人のせいで自分が損をし、悩み、苦しんでいると思えるときも、それは神の導きを得、神の国へ至る道程なのです。

大切なのは、この世界は自分の認識がつくり出している世界だということをよく知ることです。それは本来自他一体だからできる世界です。私たちが生きている人生の奥には、まだまだ知らない大切な真理が横たわっています。それを学び、自覚を高めることが人生の最高の目的です。

私たちは人生においても核心をつかむことが大切です。この世界の実の姿の核心をつかめば、さまざまな真理がわかってくるようになります。あとは自覚を深め、高めるための努力を重ねれば、自分が望む理想の人生を手にするようになるでしょう。

眼耳鼻舌身の五官の感覚にとどまっていると、私たちの本当の生命は、まだ眠ったままなのです。私たちが、この世に神がいるのかどうか、何もわからないという段階にとどまっているのも、人生において困難な問題や、病気などが起こってくるのも、五官の認識の世界に起こることばかりに心を奪われて、神の方向へ心が向いていないからなのです。

私たちはより高次の世界へ心を振り向けて、神の波長に自分の心の波長を合わせるように努力することが、自分の人生を、人格を進歩、向上へと導いていきます。

私たちが体験する環境、境遇、貧富、病気等、それらはすべて私たちの魂の学びなのです。自分が現わしている姿をみて、自分自身の想念の正体を知るのです。それが学びです。易しい学びもあれば、難しい学びもあります。それは「法則」によって現れてきています。私たちに与えられた学びは、すべて卒業しなければなりません。逃げ出しても、私たちが与えられた学びを卒業しないかぎり、また同じような学科が与えられるだけです。

私たちの生命の本源には、完全円満なる神のすべてが宿っています。それが人間の本質です。その自覚を深めていくことが、私たちに求められています。

あなたが癌になったことをきっかけに、あなたが生きていく本道へ入っていくなら、神の愛がまちがいなくあなたを導いてくれます。あなたがやるべきことは、神の波長に合う生き方に自分の人生を修正していくことです。そのときあなたの人生観は変わり、喜びと感謝の心が湧いてきます。

本当のことを言いますとね、癌でも患わない限りなかなか真理にはたどり着けないものですよ。

第八章　病本来なしの世界

病気の現れ方

私たちが生きているこの世界には、病気があふれています。コロナ菌、インフルエンザなどの病原菌も私たちを苦しめています。これは避けることができない人間社会の実態だと思われています。

ただ、ここで私たちが理解しなければならないのは、この実態は五官で認識している世界だということです。病気になった人たちのなかには、医学的治療によらない原因で病がよくなったとか、医学から見放された病気が奇跡的に治ったといったことがあるのも事実です。

母から聞いた話ですが、昭和二十一年、私が三歳の頃に肺病を患い、医者は「今晩が山だから、みんなに知らせておいたほうがいい」と言ったそうです。その場にいた私の叔母が、「今、この村に黒住教（神道系の宗教）の先生が来ているので頼んでみよう」と、その人に来てもらいました。その人は、私に息を吹きかけ、「もう大丈夫だからおっぱいをあげてください」と言われたそうです。それまで肩でゼ〜ゼ〜息をしていた私がおっぱいを吸い出し、そのまま元気になったそうです。

哲人稲盛和夫氏も少年期に肺浸潤という病気を患っていたとき、「生命の実相」という谷口雅春先生著の本を読んで、病気を治したと言われています。今の時代、こうした話はなかなか一般的には受け入れられないのですが、おそらくたくさん実例はあるのじゃないかと思います。

私たちは現代の学術、医学等の科学的知識が最も正しいと信じていますが、救いは、こうした常識や習慣的思考の外にもあると思っています。五官以外の認識の世界があるからです。

五官以外の認識の世界に、身近なところでは心の世界があります。先ほどの奇跡的な治癒などもこの心の世界での出来事です。私たちが五官で認識し体験している現象は、「心の影」であると言われています。心の影として現れるために「心の法則」が存在しています。

心の法則の根幹は「原因結果の法則」です。また心のパワー（念の力）の働く世界でもあります。自分の思いや行いが、蒔いた種となって実をむすぶ世界です。この仕組みがわかってきますと、私たちの住む世界は、心の影と言われるのがよくわかってきます。

心の影としての現れ方は、「類は類をよぶ」という法則にしたがっています。たとえば母親が悲しみをかかえていると、子供のおねしょがなかなか治らないといった具合に現れたりします。悲しみの感情は、水にかかわる病気を引きおこしたりします。これが「類は類をよぶ」という法則の結果です。そんな時は、お母さんが不足の思いを改め、感謝や喜びの感情を持つようにすることにより、子供のおねしょが治ったりします。

また、うちの子はいつまで経ってもしゃべらないと心配し、悩んでいる方がいらっしゃれば、ご両親のどちらかが「これだけは誰にもしゃべるまい」とひそかに決めていることがあるんじゃありませんか?心の影は、子供にもおよぶのです。


今から二十年ほど前になるのですが、妻がかかりつけの病院の先生から私に、「奥さんの血液検査の結果、癌の兆候がありました」と電話がありました。すぐ胃カメラ、大腸検査、レントゲン検査を受けてくださいということで検査を受けたのです。

私は電話を受けた途端、すぐに「アッ!これは私の心の影だ」とわかりました。当時、私は身内の人といさかいをおこしており、来る日も来る日もその人に腹をたて、「あの野郎、くたばれ！」とその人の不幸を望んでいたのです。その私の心が妻に癌を現したなと気づき、心を改めました。

専門病院に検査にいくと、先生が「おかしいな、何もない」と首をかしげられました。妻の癌は現れをすぐ消したのです。信じられないと思われるでしょうが、これが「心の法則」の世界です。

また、自分の無意識のなかに潜在している「病気になりたい意志」の働きで病気をつくっている人もいます。これも信じられないのでしょうが、人間の心は計り知れないのです。病の現れ方の一端がおわかりいただけたでしょうか？

救いの基本は感謝

「類は類をよぶ」という法則で病などが起こるとわかれば、あとは自分の心のなかを詮索しましょう。私のどこが悪かったのか?間違っていた自分の心を修正するのです。懺悔です。そして相手を赦し、自分を赦すのです。これが不幸を呼んでいた、暗く間違っていた心を正しい道に戻す働きです。

「類は類をよぶ」働きですから、次は自分の心を明るいほうにもっていけばいいのです。私たちの心には不平不満という長い間持ち続けていた心がくすぶっています。習慣性がついているんですね。これをなくしていく練習が必要です。

健康で幸せな環境にいるときの心の状態を思い浮かべてください。その心を今、あなたが心の中で感じていれば、それに応じた未来があなたのものです。暗い心、怒りの心は病気をよびます。それを消すには笑いがいいですね。病気を治し、健康になり、幸せに過ごすには、笑いがいい効果を現すと言われています。さらに感謝には不思議な力があります。試しに妻に夫に徹底感謝してみてください。妻や夫との間がどう変わるのか。

感謝の力について書かれた、私の座右の文章があります。

【愛念を送れば周囲が一変する】 谷口雅春

『愛は、ただの「好きだ」と云う嗜好の感情ではない。それは相手を祝福する意志と努力です。「あの人が幸福になりますように」と云う愛念を送る努力の中に本当の愛があるのです。事毎に、物事に感謝するのです。「有りがとうございます」と感謝の念を送るとき、それが愛の放送になるのです。あなたの身辺にあるどんな小さな物品にでも、どんな事柄にでも感謝の念を送るのです。これは実行して見ない人には、それがどんなに力強いものであるかがわからない。

しかし、実行して見て、その偉大なる効果に驚くでしょう。周囲の事物が輝き出して後光を放つかのように見え出すのです。今まで自分に悪意をもっていた人が好意を持ち出すに到るのです。まことに愛念と感謝とは魔術使いの杖のような、不思議な働きを発揮するものです』

私たちにはなぜ感謝の心が足りないのでしょうか?私の場合、必要なものは、いつも与えられていたのに、そしていつも生かされていたのにそれにあまり深く気づかずに生活をしてきていたから感謝が足りなかったのですね。。感謝が足りないのは、自覚の欠如からきています。

ここまでの人生をとにもかくにも生きてこれたということは、必要なものはいつも与えられていたということであり、ここまで生きて来れたのは、自分の力ではなく、生かされていたということなのです。この大切なことにハッと気づけば、自然と感謝の気持ちが湧いてくるようになるでしょう。

私たちは生きていくうえで何もかも自分の力でやってきたと思っています。ですからうまくいかないときは必死になって何とかしようと焦ります。うまくいかないと不安になり、病気や経済的なことがからんでくると、恐怖心すらいだきます。

この解決は、食べたものを血に変え、肉や骨にしている働き手である自分の生命の本体を信じることにあります。自分の力で生きているんじゃない、この生命の本体によって生かされているということを信じることから始めるのです。この不安や恐怖心はこの自分を生かしている生命の本体への自覚と感謝の足りなさからきます。

病気や不幸の根本原因

私たちは心の中の観念で、病気も不幸も本当にあると思い込んでいます。これは生まれてからずっと目にしたり、聞いたりしている知識と経験だからです。この病気も不幸もあるという思いは、心に深く入り込んでいますから、その観念は間違っていますよと言っても誰も相手にしてくれません。

また、病気と経済とはまるっきり違った範囲だととらえがちですが、実は同じ世界の出来事なのです。生命の本源世界には、愛も智慧も健康も供給もすべて兼ね備えられていて、すべてが調和のなかに存在しているのです。私たちの健康も豊かさもそこから与えられているのです。

私たちの実際は、「人間は完全でないから、病気をしたり、不幸になったりするものだ」となんら疑うこともなく、長い間そう思い込んできていますから、大生命の癒す力が失われているのも当然なのです。この観念を変えることがとても大切なことですが、容易なことではありません。

しかし、癌などの大病を患ったときや、大きな不幸に陥ったときには、この観念を変えていくいいチャンスです。自分のなかに自分を生かしている神の命があり、それが本当の自分であると自覚することが「病、不幸本来なし」の観念に変えていくことになります。

私たちが病んだり、苦しんだりするのは、この自分の中の生命の本源の世界が隠されたままで、一般常識の観念にとらわれているからです。自分の人生にそのどちらが現れているかは、その人がどれだけこの真理を理解し、自覚しているかによります。

私たちは健康で豊かな幸せを求めて生きていますが、私たちの住んでいる世界は、病気や貧困、災難、争いといった不幸に囲まれ幸せとは真逆の世界が現れています。なぜでしょうか？それは私たちが生きていく方向の選択を間違えているからなのです。

あなたが今、自分が思っていた人生と違う方向に行ってしまったと思われたのなら、生きていく方向を変えるべきです。生きていく方向を変えるとは、自分の今までの考え方、とらえ方を変えるということです。

物質的な考え方から精神的な考え方への転換です。もっと根本的には「観の転換」をおこなうのです。自分の運命というものがどのような経路で現れてくるかがわからないから、現れた状態をみて、「運がよかった」「運が悪かった」と片付けています。

運とは字のごとく運ぶと解釈できます。運は「心の法則」が運んできます。人に善きことを与える人には、善き運が運ばれてきます。「笑う門には福来る」です。自分の人生の方向を変えようと思ったら、この法則に従って生きていくと決心すべきです。

今までの常識、習慣的思考から「私たちの住んでいる世界は、自分の心の影である」という観念に変えるのです。今までは心のあり方が間違っていたから、自分の願っていた世界とは違う世界が現れていたのです。

この世界は、心の影が現れた世界であるということを知らない人は、自分に起こる出来事は、思いもよらぬことが起こってきたりして、自分の人生が左右されると思っています。でもこの世界は、何かが現れるには現れるだけの原因があって現れているのです。「原因結果の法則」です。

多くの人は、現れた現象だけをみて、何でこんなことになったのだろうと困惑し、愚痴ばかり言っています。多くの人は、自分は不幸な運命だと不平不満な心で過ごしているのですが、この不平不満な心がまた次なるよくない運命を運んできます。車などの衝突事故が多い人は、自分の心に人と衝突する心があるからではないかと振り返ってみてください。

救いの根本は自覚にある

私は幼い頃からずっと心の中に、人間関係の対立をつくってきていました。自分の弱さを隠すために怒りで強さを装っていたのです。これが私の欠乏や孤独、争いの絶えない人生をつくっていた原因の一つです。

私が認識していた世界は、五官で認識している現象世界だけでした。その世界だけ見ていると人間には対立があるとしか見えません。対立だけではありません。欠乏や病気、損失、災難なども厳然とあるように見えているのが私たちが生きている現象世界です。ここからの人生観を変えない限り不幸、病気、欠乏、災難は続きます。

私たちの生命の本源の世界には、対立、欠乏、病気、損失、災難などは存在しません。神によって生かされている世界には、愛と智慧と供給と健康と歓びと調和といった善の世界しかありません。つまり、私たちは本来ないものを自分の五官の認識でつくりだしているということになります。自分で創りだした認識で自分が苦しんでいたのです。

病気などは自分の心の影であり、本来ないと自覚することが正しい生き方なのです。五官の認識で見ている世界は、ちょうどテレビの画面のようなものであって、それは見えているだけで本物ではありません。電波の働きです。同じように私たちが見ている五官の認識世界は、私たちの念波と言って想念の映った影を認識している世界なのです。

この生命世界の本当のことがわかり、ものの観方や考え方が正常になれば、運命もゆがめられたりしないで正しく現れてきます。私たちのものの観方や考え方が間違っていたとわかればそれを正せばいいのですが、なかなかそう簡単に修正できない面がありますね。例えば憎しみすら感じている人にどう対処すればいいかという問題ですね。憎しみの人が現れているのも、自分の心のなかに憎しみの形があるからなのです。悪は一切ないと否定するのです。

私も人の欠点が気になっていたのですが、欠点は一切ない。その人の悪は私の認識に過ぎない。生命本源の世界にはそんな悪などない！と断言することで私は人の欠点や悪にとらわれなくなりました。人間関係も目に見えて変わってきます。

では生命本源の世界とはどんな世界なのでしょうか？お釈迦様が悟りを開かれたとき、「一切は空無であった」と今まで存在していると思っていたこの世界は空無だと理解され、本当にある世界は、「山川草木国土悉皆成仏」であると言われた世界です。

心の眼で観れば、この世界はことごとくが仏の命の現れであったと言われた世界です。どこか遠くにある世界ではなく、今ここにある世界なのです。心が開けば感じられる世界です。ある人は、この世界を感じた時、目に見える世界がいつもと違って輝いていたと言っています。

さらにお釈迦様は、自分は「天上天下唯我独尊」と言われ、自分の命は仏そのものの命であったと看破されたのです。

生命本源の世界とは、イエス・キリストが「神の国に入るには、新たに生れなければ入ることができない」と言った神の国です。新たに生れるとは、母の胎内にもう一度宿って生まれてくるということでもなく、次の世に新たに生れてくるということでもありません。

生まれ変わるほど自覚が大きく変わるということです。いままでこの肉体が自分であると思っていた自覚を、この肉体も自分の生命も神に生かされている神の命だと自覚することを言っていると解釈できます。

お釈迦様に教えていただいた仏の世界、イエス・キリストが説いた神の国、これこそが本当にある世界、実在の世界なのです。そしてその世界は時間、空間に関係なく今なお私たちの中に横たわっている世界です。「自分の命は、神の命である」これさえわかればいいのです。

まだまだ私の自覚は浅いのですが、今一生懸命学んでいます。神が病気をしたり、困ったりしますか?自分の命が神の命ですから自分が病気になったり、困ったりするはずがありません。

病、不幸本来なしとはこのことなのです。

第九章　癌に対処する二つの方法

癌に対処するための概要1

昭和の時代に、帝展審査員の彫刻家で服部仁郎先生がいらっしゃいました。服部先生は生長の家創設者谷口雅春先生のお弟子さんです。服部先生は、生長の家の霊感指導者の第一人者としておびただしい人たちの病気を治してこられました。そのことは、昭和十年五月号の「主婦の友」誌に「奇跡的な精神療法の真相を探る」と題して、生長の家の探訪問記事が載りました。当時、これがまきおこした反響はきわめて大きかったそうです。

ここでおことわりしておきますが、谷口雅春先生も、服部仁郎先生も確かに宗教法人生長の家の人です。しかし宗教が病を治すわけではありません。どんな宗教をしていても、また無宗教でも病がなおることと宗教とは全く関係がありません。

重要なのは、その宗教の教えがどういう教えかということがとても大切です。病を治すのは、宗教に関係なく、私たちの意識です。どういう意識で病気をとらえるかということが極めて大切なことなのです。

私たちの生命は真理に貫かれています。その秩序だった生命の真理に触れることができれば病は消えていきます。谷口先生や服部先生をはじめとした多くの人が、たくさんの病や不幸から人々を解き放った働きのもとは、この生命の真理をお説きになったからです。

癌に対処する二つの方法

癌や病や不幸を治していく方法には、二通りあると思っています。

一つは、私たちが生きているこの世界を現象世界（表現の世界）といいます。この現象世界には現とした「心の法則」が働いています。この「心の法則」を理解して治す方法です。

もう一つは、私たちの生命の本質を自覚して、「病なし、不幸なし」の大自覚に入る方法です。

まず、一つ目の「心の法則」から癌を治す方法を説明します。

服部先生のことばは「病気はない」ということばがその根幹です。なぜ私たちに病気が現れるのか、その原因を「今に生きる」（光明思想社　中島省治著）に服部先生のお話が書いてありますのでご紹介します。

『病気というのは、ちょうど鏡の前に立って自分の姿を映している影のようなものです。鏡に映っているようすは、自分の肉体のようすである。喜怒哀楽は心です。それが、鏡に姿を映すように、自分という体に喜怒哀楽という表情がでているのを見ているのです。鏡に映ったようすをなおすにはもとの姿をなおせばよい。肉体のようすをなおすには心のようすをなおせばよい。

心のようすをなおさないで病気が治るかというと、そうはいかんわけです。心のようすが体に映っているんだということがわかれば、肉体の上には、器質的なものであろうと神経的なものであろうと、病気の実態はないということです。肉体はその人の喜怒哀楽の表情がそこに出るように、みんなその人の心がそういうようすを作っているんです』

癌は肉腫ですね。肉のしこりです。これは「心のしこり」と考えられます。自分の喜怒哀楽のしこりです。私の場合を考えてみます。私は若いころから妻の欠点をつかんで非難し、裁いてばかりいました。また私の怒りを妻にぶつけていました。深く愛しているにもかかわらずですよ。妻のみじめさと苦しみはいかがだったでしょう。

私たち夫婦の間に「心のしこり」が出来ていたのです。私は自分では気づかないうちに、罪の意識を抱えていたのです。これに気づかないでいると何も問題は解決しません。過去に妻に与えた苦しみを取り除いていく以外ありません。反省と赦しと感謝です。夫婦の愛はかけがえのないほど大切です。心の底深くに一体感を求めているのです。

私の場合、妻だけではありません。多くの人をどなり、憎み、「くたばれ」とばかりにののしったことは数限りなくあります。私は人にバカにされまいと心に刀を構えていたのです。こんな私が癌になるのは、ごくごく当たり前だったのです。過去の私の喜怒哀楽の姿を今、自分の鏡に映しているのです。

でもこれは過去の姿です。過去を懺悔し、反省し、赦し、赦され過去を放すのです 今の心を正しくし、妻や人との関りを穏やかな感謝に変えていけば、未来の鏡に映る自分の姿は変わっていきます。これが癌や病を治す方法なのです。

現象世界は、「因縁因果」、「因果応報」「心の法則」と言われる「原因・結果の法則」が働いています。何かの原因があったから今、病や不幸となって現れているのです。これは自分がつくり出した「心の影」であり、自分がつくった業です。

業は現れれば消えていく性質をもっています。業を消す方法は自分の心を正しい方向へ変えていくことなのです。今どういう喜怒哀楽の心で過ごすかが、あなたの明日以降の人生を決定します。

さらに大切なのは、自分がより正しく生きていくための指針を、この癌や病気、不幸から学んでいかなければなりません。これを「神の栄光が現れんがためである」と教えられています。もう少し簡単な言い方をすれば、「より気高く生きていくための気づき」を得ることが求められます。ここまできたら癌や病、不幸は消えていきます。

癌に対処するための概要2

もう一つは、私たちの生命の本質を自覚して、「病なし、不幸なし」の大自覚に入る方法を説明します。

【あなたは必ず救われる　藤原敏之著】という本に、『救いの根本は何であるかということが、谷口雅春先生が出された「生命の実相」という本の第一巻三ページに「生命の実相（本当の姿）の自性円満（そのままでえんまんなこと）を自覚すれば、大生命の癒す力が働いてメタフィジカル・フィーリング（神癒）となります」このことだけでも本当に解れば、いかなる難病も奇病もたちどころに癒されることになるのであります』と書かれています。

藤原敏之先生に救われた人は数知れず、たくさんの奇跡的な治癒を行った先生です。

藤原先生は、こうお書きになっています。

『救いを現すということは、何もそんなに難しいことではなく、一番肝心なところ、大切なところにハッと気づき、自分のものにすれば、それだけでよろしいわけです。

今まで本当の人間は肉体であると思い込んでいたのが、そうではない。人間とは肉体ではなく、肉体以前の人間、肉体さえも造り、この肉体を使って生活し、肉体を生かしている不思議なもの、すなわち、それは目に見えない生命である。

世界中の学者や技術者が集まっても一滴の血液さえも製造することが出来ないのに、自分のうちに宿る生命の働き（生理作用）は、それが出来るのであります。

したがって、その創造主であり、現在もなお不思議な働きをもって、食べたものの消化から、分類する働き、続いて栄養分の吸収から、その吸収せられた栄養を赤い血に変える働き、そのまた赤い血を黒い髪の毛にかえ、肉にかえ、骨にかえ、皮膚にかえ、あらゆるものにかえる働き、このことを一般では新陳代謝といいますが、この否定することのできない何ものかを、私達は人間なるものの本体であると観て、これを生命の実相というのであります。ですから、それ自体完全なものであることに、一点の疑いを持つことが出来ないのであります。

一般の人の考えでは「人間はもともと完全なものではない、病気もするのが人間である、ろくでもないことばかりするのが人間である」と、ちょっと思うくらいではなく、大変長い間思いこんで来たのでありますから、どうにも救いようがないことになっているわけであります。

この丸っきり反対の自覚に立っているのでありますから、どうにも救いようがないことになっているわけであります。ここにも救いの根本が自覚によるものであるとお教えいただいています。

この違った観念を征服し、追い払って、人間は神の生命そのものであり、肉体は神様の住まいとしてのお社であるという信念が入れかわって入って来たとき、どんな難病でも立ちどころに消えるのであります』

私のがん治療

令和五年三月に狭山の石心会病院で食道癌と診断されました。そのとき、私は不思議と平常心のままでした。なにも不安や恐怖心など感じなかったのです。看護師さんから、あなたの病気は何かご存じですか？と聞かれたくらいです。埼玉医科大学国際医療センターを紹介され、そこで私の癌治療は行われることになりました。

食道に大きな腫瘍ができ、さらに胃のリンパ節にも転移し、二、八ｃｍにもなる腫瘍ができていました。担当医からは、このままだと余命一年です。抗がん剤治療をして食道と胃の一部を切除し、胃を食道の代わりとする手術を行うから家族の同意を得てほしいと言われました。家族と相談し、八十歳を過ぎてから胃を失い、食べる楽しみをなくすより、現状のままでいいと決断し、手術をことわり、抗がん剤治療と放射線治療だけを受けることにしました。

私の心の中では、自分で癌を消せると思っていたのです。五月に入院し、第二回目の抗がん剤治療で入院しているときに内視鏡検査が行われました。私は画面をずっと凝視していました。そのときすでに食道の癌は消滅していました。担当医からは、まだ胃のリンパ節に腫瘍が残っているから、やはり手術をつよく勧めると言われましたが、結局、十一月のPET検査、組織検査の結果、癌は消えていますと診断され、私の癌は完治しました。

一般的な通念から考えますと、癌を自分で消せるなんてありえないと思われるのも当然ですが、このことは事実です。

私たちの生きているこの世界は「知らない」ことからくる不幸がたくさんあります。癌治療が終わった今、私は「知らない」ことで苦しみや困難の人生を生きている人たちのために、私の「知っている」ことを発表すべきだと決意しました。

私が行った方法

令和五年三月に癌と診断されてから、四月に谷口雅春先生を学ぶ会の全国大会があり、私は何となく今年は参加しようかなと思い参加しました。

講師の一人に安藤 巌先生がいらっしゃいます。その先生の講話のとき、安藤先生は、「この中に癌を患って来ている方もいらっしゃるかも知れません」と言われ、「今日は、癌の治し方についてお話します」と講話をはじめられました。

その時の話の要点です。実際に話された通りには再現できないのですが、

一　この世界は、心の影の現れる世界で、癌になったのは自分の行いや心の間違いが原因なのだから、その原因を知り、人を赦し、自分も赦す。

二　現れた業は消える性質があるので、正しく生きていけば消える。

三　癌が現れたのは、神の栄光の現れんがためである。(別の言い方をすれば、自分が進歩し向上していくための導きである)

簡単にまとめたのですが、以上の三点をお話くださったのです。私には何となくわかっていたことだったのですが、安藤先生の話が私の心にストンと入ってきました。この時点で私は救われたのです。

私は一見、やさしそうに見えますが、短気で、結構人を傷つけてきていたのです。人をバカにし、どなりつけ、「くそ野郎、くたばれ」といった感じでした。ましてや大切な女房を若い時からバカにして長い間苦しめてきていたのです。こんな私が癌になるのはごくごく当然のことでした。

これが安藤先生がお話された、一つ目の、原因結果の現れだったのです。私は、苦しみを与えた人たちに心の中で頭を下げ、懺悔しました。妻には、特に感謝しかありません。

不思議なことに、自分の過去の心が変われば、相手の過去の心も変わっています。自分が過去の思いを現在に持ちきたしているから、相手の思いも変わらず現在に続いているのだということがわかってきました。

私たちが生きている世界は「五官の認識の世界」ですから、過去、現在、未来へと続いている認識を今、変えるだけで過去の認識も未来の認識も変わってきます。それは自他一体の心の法則によります。

二つ目は、現れた業は消えていくのですから、業の現れに感謝したんです。

実は、癌になったことに本当に感謝できたのは、三つ目のこれは神の栄光の現れんがためである。ということを知ったときでした。

神の栄光の現れんがためであるというのを別の言い方でいいますと、神の導きを得んがためである、とも言えますし、もっと身近な言い方ですと、より気高い生き方の「気づき」を得んがためである。とも言えると思うんです。

私は癌になったおかげで、この三つ目のところで、大きな自覚を得たんです。そのとき、癌になってよかった！と癌に感謝できました。

私は一度目の抗がん剤治療で入院中に、癌は消えたと実感はあったのですが、まだ証拠が示せませんので、再び抗がん剤治療のため二度目の入院をしました。入院した時の血液検査で貧血がわかり、ガンのところから出血しているのかもということで、胃カメラの検査をすることになったのです。私はしめた、これで癌が消えたことがわかると思って検査にのぞみました。

胃カメラを挿入されながらジッと私の食道の画面を見つめていました。消えていたのです。前に映っていた大きな潰瘍が跡形もなくきれいになっていました。これは現象世界の「心の法則」を用いた治し方でした。

実は、病気や経済問題などを治す、治すというより消すためのもう一つの最高の方法があることがわかりました。入院をしていますと本を読む時間が十分にありますし、癌を患って読むのと、普段何事もない時に本を読むのとでは格段の違いがあります。私が今回読んでいたのは、服部仁郎先生の「今を生きる」と藤原敏之先生の「あなたは必ず救われる」という本です。

この本を読んで病や経済問題などを治す、というより消すための核心がわかりました。それは、谷口雅春先生が唱えられた「唯神実相哲学」に基づいた自覚によるものです。生長の家の根本教義である「人間神の子」の教えです。

私はこの「人間神の子」という教えをいままでは深く理解しないで、単にそういう考え方なんだなという程度にしか理解していませんでした。

しかし、抗がん剤治療をしているとき、食事が摂れなくて点滴で栄養補給をしていましたが、いくら点滴で栄養補給をしても体に力が出てきません。ところが自然界の食物を口に入れると体に力がでてくるんです。

人間の力では血液を造ることなど出来ません。私は今まで自分で生きていると思っていましたが。自分で食べ物を血液に変えたり、血液を栄養に変えたり出来ません。私の命は、宇宙の大生命とつながっているからこうして生きているんだということが自覚できました。今ここに、私の中に、神が働いているんだと理解できたんです。それが「人間神の子」の教えだったとわかりました。

本当のことを言いますとね、癌でも患わない限りなかなか真理にはたどり着けないものですよ！

第十章　人生のかなめ

人生のフシ

竹には節があります。もし節がなかったら強い風や雪の重みで折れてしまうでしょう。節が竹の強さをつくっています。強さだけでなく美しさと利便性も節がつくり出しています。私たちがかかわっているさまざまな形態にも節があります。例えば会社や団体、店舗などの組織にも節があります。

本田宗一郎さんは「俺の考え」という著書の中で

『竹にはフシがある。そのフシがあるからこそ、竹は雪にも負けない強さをもつのだ。同じように、企業にもフシがある。もうかっている時は、スムーズに伸びていくが、もうからん時が一つのフシになる。このフシの時期が大切なのだ』と言っています。

人生にもフシがあります。人生の節目ですね。この節目が私たちを強くし、人として完成させていく働きをしています。節目とは自分にとっては厄介で困難な状況であることが多いのです。子供が成長し上の学校へ進学していくときの入学試験も一つの人生の節目です。困難な節目ですと、私たちは必死な力を出してきます。楽な節目ですとそんなに実力はつきません。病気でも風邪かなんかですと、そんなに心は悩みません。でも癌と告げられると心が必死に身構えます。そうしたときに人間の真価が引き出されてくるのです。癌は人生の節目です。

自分の人生を振り返りますと、節目となった出来事はたくさんあります。そうした節目を何度も体験しながら私たちは人生を築きあげていきます。大きな困難を伴った節目を迎えたら、私たちは大変ですが、でもそんな節目の時が私たちの人生に大きな変化をもたらしてくれます。考えようによっては人生のチャンスです。もしそうした節目をむかえることもなく、平々凡々とした人生を生きているだけですと、昼行燈のようなボーっとした人になり、生きている魅力をあまり感じません。

大河を遊覧船に乗って旅を続けているような人生を生きるか、急流を必死にこぎながら上っていく人生を生きるか。これは自分の魂が選んだ道ですが、その人の人格の形成にとって、魂の進化にとって大きな違いがでます。
急流をさかのぼってたどり着いた先には、観世音菩薩が待っていて「よくぞここまで来た」とほめたたえてくれるという例えもあります。スポーツ選手が辛い練習を耐え抜いて、一生懸命頑張った先には目標とする栄冠を得るのと同じですね。

人生のかなめは、この大きな困難をともなった節目にあります。癌を患ったときは、あなたの人生のかなめです。困難と思われる節目だからこそ、あなたにとってチャンスでもあるのです。癌を患った人には、ひとりでも多くこの本を読んでいただきたいのです。あなたが変わっていくヒントを繰り返し書いています。救いはまちがいなく存在するのです。あなたは変わらなければ、救いのチャンスをつかめません。

人生学校

私たちが生きている環境、境遇、家族、友人、仲間、所属する団体、これらはことごとく私たちの生命の進歩、向上にとって必要で欠かせない存在です。でも自分を取りまく世界のなかで失敗をしたりします。しかし失敗をしながら、生きていくうえでの智慧をつけ、人生を学んでいきます。同じように自分に癌のような病や苦難がふりかかってきたときにも、これは私の失敗だと受け止め、そこから学んでいく必要があります。私たちが持っている智慧は、働かせることによって開かれてきます。自分に起こってきた苦難のなかに価値を見つけ、進歩していくことで、人生がより幸せな方向に開かれていきます。

失敗から学び、あらたな智慧や認識を導きだせれば、あなたの人生にあらたな扉が開きます。しかし今の状況に悲嘆し苦しんでいるだけでは、なかなか状況はよくなりません。また、今のあなたの仕事や立場、地位などに不満を感じ、自分にふさわしくないと思っている方は多いと思います。

でも訳もなくその場所にいるわけではなく、そこであなたが学ぶべきことがあるからだと理解すべきです。それを人生学校といいます。今いる場所が自分にふさわしくないからと怠けたり、不平不満で過ごしているだけですと、いつまでも新たな扉は開きません。

たとえば会社で掃除の仕事をしている人がいるとします。一人はその仕事に不満で、人の眼を盗んではさぼることばかりしているとします。もう一人の人は、一生懸命掃除をして会社の人や来た人を喜ばせてやろうと掃除を頑張ったとします。この掃除を頑張った人を人は見逃しません。その人を高く評価し、次なる部署へ昇進させます。

私たちはこの生き方を見落としています。努力が大変だからです。生き方を学び、知る、智慧を働かす、これが人生学校です。

私など自分の人生を振り返ると恥ずかしい限りです。もっと若い頃に気づくべきでした。

私たちには人生学校を通して進歩、向上していく以外に安定した幸せになる道はありません。これを繰り返し、私たちに智慧と力がつき自分の実力が伸びたら、自分の生きている境遇は一層高まり、環境は一変し、豊かで調和に満ちた世界が実現してきます。

あの時があればこそ

私たちの人生には思いもよらぬ出来事が起こってきて、なんという不幸なんだと嘆くことがあります。思いもよらぬことで会社を退職させられたり、大切なお得意様が突然倒産してしまったりとかさまざまなことが起こります。
私の場合ですが、ある大手の通販会社の配送部門の下請けとして順調に自営業を運営していました。ところが突然、その配送部門を廃止にすると通告があったのです。生活がかかっていますからとても困りました。下請けですから廃業に伴う補償などありません。日本が不景気の真っただ中ですから、代わりの仕事などみつかりません。

いろいろと考えた結果、かねてから私のライフワークと考えていた、話し方教室を始めることにしました。当然初めから生活費など稼げるはずがありません、妻は猛反対です。私は新聞配達をして生活費の足しにしながら兎にも角にも続けました。その当時わずか千円のお金に苦労していたものです。
でも結果、二十年以上も話し方教室を運営でき、現在も二教室だけですが開いています。あの時、大手の通販会社が配送部門を廃止にしてくれたおかげで、私は念願のライフワークを始めることができたのです。

もしあの時がなかったら、私のライフワークを生涯において始められていたかどうかわかりません。あの時の思わぬアクシデントが私の夢をかなえたのです。

それだけではありません。話し方教室を運営していることで、出版までできたのです。さらに私は国民年金ですから、それだけでは生活できません。八十歳まで我が家の生活を支えたのは、話し方教室と出版でした。あのアクシデントは私の人生の大きなかなめだったのです。

もう一つの私の人生の大きなかなめは、癌になったことです。癌にならなければいつもの私のまま生涯を終えていたでしょう。真理の世界へ導かれることもなく、中途半端な道しか会得できなかったと思っています。

私は癌になったお陰で人生観が大きく変わり、真理の世界へ導いていただくことができました。私の命は、神の命であるという自覚を得ることができたのです。この世界の存在の実相を知ることができました。

私がいままで生きてきて、悩み苦しんできたこと、それらはすべて私という生命は、神の生命であったと知るための土台だったのです。私の人生体験のすべては、神の栄光の現れんがためでした。

私たちが見ている世界は、「本当に実在する世界」そのままではなく、肉眼という眼鏡をとおして見ている世界だったのです。そこで見る世界には、病気や不幸があるように見え、人と人が衝突しているように見えているのです。

でも五官の認識世界は心の影の世界であると認識し、心を開けば、「実在の世界」が存在しているということを教えられました。癌にならなければ、到底私などこの自覚に到達などできなかったのです。

あなたにとっての癌

あなたが癌を患ったということは、まちがいなくあなたの生き方に間違いがあったからです。そんな馬鹿なと反感を持たれる方もあるでしょう。癌は心が原因だなどと馬鹿なことを言うなという反論が聞こえてきそうです。そのうえ、今の時代、癌が消えるなどと言ったら強い反論が出てくるでしょう。

私の担当医も、癌が消えるなんてことは百万分の一の確率もないと断言されていました。でも結局数か月後に、その担当医も検査の結果、癌がきれいに消えたことをみとめたのです。

私の食道に出来ていた大きな腫瘍と、胃のリンパ節に転移していた大きな腫瘍も跡形もなく消えていました。

もし癌という病気が実在するものなら、私たちがどんな治療をしても消えるなんて言うことはあり得ません。切り取るといった手術で癌を取り除くことはできるでしょうけれど。癌など本来ないから消すことができるのです。

あなたに知ってほしいのは、あなたの癌は、あなたの心の影として現れて見えているだけだということです。それが現象ですので、現象は心で創った世界ですから、心でどうにでもなるのです。癌に限らず病気は、自己処罰の姿でもあるのです。

私のような学のない人間がこんなことを書くのは、非常に抵抗があります。世間の風当たりが思いやられるからです。でも私はもう八十歳を越えました。どんなに批判されようと構わないから、私が得た真実だけは書き残しておこう。たった一人の人でもこの本を読んで、癌から救われる人がいたならそれで本望です。

すべての人に救いの導きは用意されています。何でも心で認めたものが現れるのが心の法則ですから、癌は本来ないと否定しましょう。あなたの心の影であったのです。そしてあなたの間違っていた心を懺悔し、反省して愛する人に感謝しましょう。あなたは救われます。

癌を患ったあなたは、今、人生のかなめにいます。あなたのすべてをかけてあなたの人生を学ぶ時です。何が大事で、何が無用か、この世界には「実」と「虚」があります。「虚」を掴むと人生に幸せをもたらしません。

私の身内に社会的地位や学歴といった社会的価値にとらわれてしまって、家庭内が壊れてしまった者がいます。自分の人生に「虚」をつかんだ結果です。

「実」は、愛、健康、豊かさ、調和、美、智恵、働き、赦しなど善のみです。虚飾や弱肉強食、人への批判、裁きは「虚」であり、不幸や病気をつくります。ましてや愛すべき人の欠点をつかみ、裁きを行うと癌を現わしやすいのです。金銭的な罪悪感をかかえている人、目上の人との確執なども気をつけましょう。

過去に善き思いや行いをした人には、善業としてよき結果が姿を現します。また、自分の過去に間違った思いや行いをした人には、今、悪い結果としての姿を現します。これを善業、悪業といいます。

幸いなことに、今、悪業が現れていても、現れた業は消えるという働きをもっています。これも法則であり、神の愛です。もし悪い業が消えなければ、私たちはいつまでも救われません。しかし何も私たちの心が変わらなければ、その業は長く持続されていきます。

ここのところがとても大切です。心を正しい方向へ変えることによって、悪い業が消えていくからです。今の私たちの心の働きが、過ぎ去った以前の心のあり方をも変えてしまうのです。まことに神の愛に満ちた法則なのです。

この法則を「知っている」か、「知らない」かで私たちの人生、運命が決まります。あなたは癌を患うことによって、この法則にたどり着いたのです。今、あなたは人生の大きなかなめの場所にいます。あなたが救われんことを切に願っています。

。

癌を患っている方　今すぐお読みください
私の癌が消えた　その方法としくみ

完

川上一郎プロフィール

(SEIWA 話し方教室　主宰)

昭和十八年京城で生まれる。島根県の高校在学中、あがり症となり、以降ひどいあがり症で苦しむ。

五十代であがり症を解消。それを契機にあがり症の方のための話し方教室をライフワークにしようと決意。平成十三年に「SEIWA 話し方教室」を開設、現在に至る。

2020 年？「高齢者講習　認知機能検査　高得点対策」他　出版。

2024 年 2 月 seiwa 小出版株式会社に社名変更。

令和五年、食道がんになり、胃のリンパ節にも転移。手術を断り、六か月後完治。

癌を患っている方　いますぐお読みください

私の癌が消えた　その方法としくみ

2024年5月20日　新版初版発行

発行　seiwa小出版株式会社

著者　川上一郎

〒 350-1326　埼玉県狭山市つつじ野４－１６－８０３

TEL 04-2954-817

印刷　プリントパック株式会社